Docteur E. ASSÉMAT

ÉTUDE

DE

L'ORGANISATION DU SERVICE

DE LA

VACCINE EN FRANCE

PAR APPLICATION DE LA

Loi du 15 Février 1902 sur la Santé publique

TOULOUSE

CH. DIRION, LIBRAIRE-ÉDITEUR

22, RUE DE METZ ET RUE DES MARCHANDS, 33

—

1907

Docteur E. ASSÉMAT

ÉTUDE

DE

L'ORGANISATION DU SERVICE

DE LA

VACCINE EN FRANCE

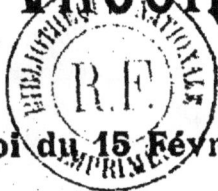

PAR APPLICATION DE LA

Loi du 15 Février 1902 sur la Santé publique

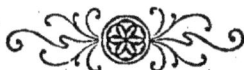

TOULOUSE

CH. DIRION, LIBRAIRE-ÉDITEUR

22, RUE DE METZ ET RUE DES MARCHANDS, 33

—

1907

INTRODUCTION

L'apparition de quelques petites épidémies de variole, en divers points du territoire, notamment à Dunkerque, Paris, Montpellier et Toulouse, a suscité, ces temps derniers, une assez vive émotion dans le public.

A tel point que cette population des villes et des campagnes, qui, hier encore, insouciante, manifestait une indifférence dédaigneuse pour la découverte de Jenner, aujourd'hui, prise de panique, se précipite à la porte des médecins vaccinateurs et s'empresse de se soumettre à la vaccination.

Aussi, l'occasion nous a parue propice de rappeler, dans notre thèse inaugurale, les principales dispositions législatives ou ministérielles qui règlent l'organisation du service de la vaccine, depuis la loi du 15 février 1902, sur la protection de la santé publique, et d'étudier le nouveau fonctionnement de ce service dans tous les départements.

Nous avons, à cet effet, adressé aux administrations préfectorales des quatre-vingt-six départements du territoire, une lettre-circulaire, leur demandant de nous faire connaître les mesures qu'elles avaient prises en vue d'assurer l'organisation du nouveau service de la vaccination.

Quatre-vingt-trois départements ont répondu à notre appel ; aussi, nous tenons à remercier ici, publiquement, MM. les Archivistes départementaux, du zèle qu'ils ont mis à nous communiquer tous les documents relatifs à notre enquête, et qui, en facilitant notre tâche, ont ainsi contribué, pour leur part, à répandre et à vulgariser la pratique de la vaccination.

L'Association des Médecins de France a bien voulu, par l'intermédiaire de son secrétaire général, mettre à notre disposition un volumineux dossier où nous avons puisé des renseignements très précieux qui sont venus compléter ceux que nous avions déjà recueillis personnellement.

Nous prions M. le Docteur Blache d'agréer ici l'expression de nos plus vifs remerciements.

Après un historique rapide de la vaccination en France, nous exposerons dans un premier chapitre la loi du 15 février 1902, les circulaires et les règlements d'administration publique qui ont trait à son application.

Dans un second chapitre, nous examinerons comment est appliquée la loi dans tous les départements.

Dans un dernier chapitre, nous verrons quels sont les défauts de cette loi dont on était en droit d'attendre les meilleurs résultats, et nous indiquerons les mesures et les modifications complémentaires qu'il faut apporter à l'organisation de la vaccine pour en assurer le maximum de succès.

Mais avant d'entreprendre ce travail, une obligation aussi inéluctable que douce à remplir nous retient : celle de la reconnaissance.

Sur le point de franchir le seuil de cette Faculté où nous avons reçu tout notre enseignement médical, nous sentons le besoin d'adresser à tous ceux qui furent nos Maîtres, un sincère et vif remerciement.

C'est au milieu d'eux, en méditant leurs actes, en écoutant leurs conseils, que nous avons saisi toute la beauté de la profession médicale ; que nous avons compris que si le médecin a besoin de science, il ne saurait se passer de cœur, et qu'au lit du malade, il faut bien souvent, tout à la fois, soigner et consoler.

A tous ces Maîtres dévoués, nous adressons l'hommage de notre gratitude, et nous souhaitons que, longtemps encore, d'autres profitent de leur savoir et de leur longue expérience.

M. le Professeur agrégé Baylac nous a inspiré le sujet de cette thèse; nous tenons à le remercier tout particulièrement des marques de sympathie qu'il nous a témoignées en maintes circonstances et des conseils judicieux qu'il nous a prodigués pendant le cours de ce travail.

M. le Professeur Maurel nous fait l'honneur d'accepter la présidence de notre thèse; nous lui adressons l'hommage de notre profonde reconnaissance.

CHAPITRE PREMIER

Historique.

Introduite en France vers 1800, la vaccination antivariolique n'est obligatoire, légalement, du moins, que depuis 1902.

L'article 6, en effet, de la loi du 15 février 1902 sur la protection de la santé publique, stipule que la vaccination est obligatoire au cours de la première année de la vie, ainsi que la revaccination au cours de la onzième et de la vingt et unième année.

Projets antérieurs à la loi du 15 février 1902. — Bien des tentatives avaient été faites longtemps avant pour rendre la vaccination obligatoire pour tout le monde.

En 1868, le Sénat impérial repousse, au nom de la liberté, une loi sur la vaccination.

« A une époque comme la nôtre, dit le rapporteur de la Commission, le Docteur Conneau, où tout le monde invoque la liberté, en tout et pour tout, comme le plus grand, le plus enviable des biens, pourrions-nous proclamer une loi qui annulerait la liberté la plus chère, la plus sacrée, la liberté du père de famille, la liberté de diriger comme il l'entend l'hygiène de son enfant ?

« Nous faisons des vœux pour que la vaccination triomphe de toutes les répulsions et que toute résistance soit vaincue, mais nous ne pouvons donner notre adhésion à une mesure coercitive qui porte atteinte à des sentiments des plus respectables. »

Plus tard, en 1881, le Docteur Liouville, député de la Meuse, porta la question devant le Parlement. Il prescrivait la vaccination dans les six premiers mois de la vie et des revaccinations à 10, 20, 30 et 40 ans.

L'Académie, consultée, avait appuyé le projet par 46 voix contre 19.

Adopté en première lecture par la Chambre, ce projet ne fut jamais repris, bien qu'il eût réuni une majorité de plus de 100 voix.

Les esprits de nos législateurs n'étaient pas encore préparés à une telle obligation, et l'on comprend la phrase de M. Keller qui, alors que le premier article de la loi venait d'être voté, s'écriait indigné : « Nous serons la risée de l'Europe. »

En 1886, M. Siegfried dépose une proposition de loi concernant l'organisation de la santé publique. Le 1ᵉʳ décembre 1887, M. Chamberland dépose un rapport qui ne peut être discuté avant la fin de la législature. Le 19 novembre 1889, M. Lockroy reprend le projet de loi sous forme de proposition personnelle.

Le Gouvernement présente un projet le 31 octobre 1891. Ce projet, renvoyé à la Commission d'hygiène publique, fut l'objet d'un rapport de M. Langlet, déposé le 13 juillet 1892.

La loi, discutée dans les séances des 25 et 27 juin 1893, est votée et transmise au Sénat.

Ici, encore, le projet est l'objet de délibérations et de discussions successives, et ce n'est que le 16 décembre 1897 qu'il est adopté.

Et pendant ce temps-là, les épidémies de variole font violence.

De 1824 à 1826, une dizaine de départements sont particulièrement éprouvés ; en 1826, on enregistre 48,744 cas de variole et 7,947 décès.

Les épidémies continuent les années suivantes, à Marseille, en 1828, et dans de nombreux départements, en 1831, 1832 et 1833.

Le fléau variolique fait encore des ravages : en 1836, en 1841 ; à Paris, en 1845, et à Bordeaux, en 1851 ; dans diverses parties de la France, à la date de 1863.

Enfin, de 1868 à 1873, suivant l'évaluation de M. Vacher, près de 200,000 personnes meurent de la variole. A Paris, en 1870-1871, il y eut 15,421 décès par variole. Dans l'armée, pendant la guerre, nous perdions 23,400 hommes ; les pays étrangers ne furent pas indemnes ; Berlin, en 1871, présenta 6,325 décès par million d'habitants ; Londres, 2,425.

En 1884, le fléau reparaît à Paris ; Lyon, de mai de la même année à décembre 1887, perd 494 habitants.

De 1892 à 1893, M. Layet observe 2,000 varioleux à Bordeaux. Vers la même époque, Paris est atteint ; il l'est aussi en 1895 et en 1900.

La variole existe encore actuellement à l'état endémique dans certains de nos ports, et, de là, la contagion s'étend tantôt vers un point, tantôt vers un autre de notre territoire.

Enfin, cette loi générale sur « la protection de la santé publique » comprenant dans un de ses articles la vaccination et la revaccination obligatoire, changée et remaniée par les différents ministères, bureaux et commissions, finit par sortir des cartons du Sénat, et, après les rapports de M. le Docteur Borne à la Chambre des députés et de M. Cornil au Sénat, est votée le 15 février 1902.

On se demande, à juste raison, comment il se fait qu'une loi, acceptée en principe depuis de longues années, soit restée si longtemps dans les Archives du Parlement. On reconnaît bien là l'insouciance et l'apathie du Français à laquelle Voltaire faisait allusion en donnant l'exemple de l'Angleterre :

« Il faut bien longtemps pour que certaines raisons et un certain courage d'esprit franchissent le Pas-de-Calais. »

Le détroit est maintenant franchi.

Par le fait de cette nouvelle réglementation, la France s'est mise au niveau des grandes nations de l'Europe qui possèdent depuis de longues années une loi sanitaire parfaitement édifiée. Elle seule, en effet, était privée de cette loi de protection.

Vaccination à l'étranger. — La Suède a la vaccination obligatoire depuis 1857 ; le Danemark depuis 1871.

La Roumanie, la Serbie, l'Italie, imposent la même obligation par la loi du 22 décembre 1888.

Vaccination en Allemagne. — En Allemagne, un décret impérial du 8 avril 1874, entré en vigueur le 1er août 1875, rend la vaccination obligatoire. Elle l'était déjà, dans l'armée, depuis 1835.

« Tout enfant doit être vacciné avant la fin de l'année qui suit celle de sa naissance et revacciné au cours de sa douzième année, à moins qu'il ait eu la variole ou qu'il ait été vacciné, au cours des cinq dernières années.

« Chaque Etat confédéré est divisé en circonscriptions vaccinales, à la tête desquelles se trouve un médecin vaccinateur ; le rayon du médecin ne dépasse pas cinq kilomètres. Il procède aux vaccinations gratuites du commencement de mai à la fin de septembre.

« Il est établi des listes des enfants soumis à la vaccination sur lesquelles on consigne les résultats des opérations.

« En dehors des vaccinateurs officiels, les médecins exclusivement sont autorisés à pratiquer la vaccination.

« Les centres vaccinogènes délivrent gratuitement le vaccin.

« Après la constatation du résultat de la vaccination, le médecin établit un certificat de vaccine.

« Sont punis d'une amende pouvant aller jusqu'à 20 marks, ceux qui ne peuvent pas produire le certificat de vaccine.

« Toute personne qui, sans être autorisée, se livre à la vaccination, est punie d'une amende, jusqu'à 150 marks. »

Telle est l'organisation générale du service de la vaccination chez nos voisins d'Outre-Rhin.

Un décret du 28 avril 1886 formule des instructions spéciales aux médecins vaccinateurs.

Une circulaire du 21 mars 1896 donne les règles à suivre pour faciliter les opérations des vaccinateurs.

Enfin, une autre circulaire, parue en 1897, prescrit que, dorénavant, on se servira du vaccin animal.

Vaccination en Angleterre. — C'est en 1853 que paraît en Angleterre une loi pour étendre et rendre obligatoire la pratique de la vaccination.

Les parents ou tuteurs devaient faire vacciner leurs enfants avant l'âge de quatre mois.

Sous l'influence des ligues anti-vaccinatrices, le 5 août 1898, la Chambre des communes abroge l'obligation. Il suffit, dès lors, que dans les quatre mois qui suivent la naissance de l'enfant, les parents viennent attester devant le magistrat qu'en leur âme et conscience ils croient que la vaccination peut nuire à cet enfant.

Il n'y a qu'à consulter les statistiques pour se rendre compte que tous ces pays, où la vaccination est obligatoire, se sont affranchis à peu près complètement de la variole ; alors que notre pays et d'autres comme l'Espagne, la Belgique, la Russie, l'Autriche, etc., paient encore un lourd tribut à cette maladie.

Organisation du service de la vaccine en France avant 1902. — Bien que la loi qui a rendu la vaccination obligatoire n'ait été votée que très tard, il faut reconnaître que les pouvoirs publics ont tout mis en œuvre pour la remplacer.

Tout d'abord, la vaccination était obligatoire indirectement dans l'armée, les écoles et les différentes administrations.

A l'école. — Dès 1809, en effet, Fontanes rend la vaccination obligatoire dans les lycées.

En 1836, sous le ministère Guizot, nul n'est admis dans les écoles primaires élémentaires, s'il ne justifie qu'il a eu la petite vérole ou qu'il a été vacciné.

Le 3 janvier 1871, Jules Simon prescrit la vaccination dans les établissements d'instruction publique de Paris.

En 1882, une circulaire de Jules Ferry exige la vaccination de tous les enfants admis dans les écoles primaires publiques.

A partir de 1883, la revaccination devient obligatoire chaque année dans tous les lycées et collèges de France.

En 1888, un arrêté ministériel de M. Lockroy porte que tout enfant devra être vacciné avant son admission dans les écoles publiques et revacciné pour son maintien, s'il a atteint l'âge de dix ans.

En 1891, enfin, un décret ministériel prescrit la revaccination des étudiants en médecine avant leur admission dans les Facultés.

Mais la plupart de ces règlements furent inappliqués ou ne le furent qu'en partie.

Au régiment. — C'est à partir de 1876 que la vaccination et la revaccination deviennent obligatoires dans l'armée française; mais, en réalité, elles ne se font d'une manière rigoureuse que depuis l'ordonnance de 1882.

Et depuis le 1er novembre 1897 : on vaccine une première fois, dès leur entrée au corps, toutes les jeunes recrues.

On vaccine, une deuxième fois, toutes celles chez qui la première vaccination n'a pas réussi.

On revaccine en même temps, chaque année, tous les anciens soldats et tous les réservistes.

Si un seul cas de variole se déclare, des revaccinations générales s'opèrent immédiatement.

En outre, par prescription ministérielle du 21 mars 1888, il existe cinq grands centres vaccinogènes militaires chargés d'alimenter les différents corps de troupe.

Ce sont les centres de Paris, Bordeaux, Châlons, Alger, Philippeville.

Grâce à ces excellentes mesures, la variole a à peu près disparu de l'armée française.

Administrations. — Les grands magasins, les administrations de l'Etat, les chemins de fer, etc., exigent des certificats de vaccine de leurs employés. En cas d'épidémie, on opère des revaccinations en masse.

Dans les départements. — Dès 1878, ainsi qu'il résulte d'une enquête faite par les soins du Ministère de l'Agriculture et du Commerce, il existait, dans un grand nombre de départements, des services de vaccine organisés, soit par les Conseils généraux, soit par les communes.

Des primes étaient accordées aux médecins et sages-femmes qui se distinguaient dans la pratique des revaccinations.

L'organisation du département de la Charente est une des plus anciennes, puisqu'elle date du Consulat.

La *Haute-Garonne* avait un service de vaccination gratuite organisé par un arrêté préfectoral, en date du 28 février 1822. Après trente-quatre ans de durée, ce service, qui était fait par des vaccinateurs nommés par le préfet, fut remplacé par le service de la Médecine gratuite, par un arrêté préfectoral du 26 décembre 1856.

Le service de la vaccine fut rattaché à cette nouvelle organisation.

Les titulaires étaient nommés par le préfet. La loi sur l'Assistance Médicale gratuite fut organisée, il y a dix ans, dans le département.

Le règlement d'administration publique a été absolument muet pour la vaccination jusqu'en 1905, et le service supprimé n'a été réorganisé que la même année, par arrêté du 8 mai, en vertu de la délibération du Conseil général, en date du 2 mai 1905, pour une année seulement.

Dans le Rhône, une Commission de vaccine, présidée par le préfet, composée de douze membres, choisis parmi les sommités médicales, dirigeait les vaccinations. Les médecins vaccinateurs cantonaux en relevaient et lui envoyaient des rapports sur leurs opérations vaccinales et les épidémies de variole.

Dans le Nord, jusqu'en 1904, il n'existait pas, en dehors des médecins des écoles, aucun médecin chargé officiellement soit par une municipalité, soit par l'administration préfectorale, de procéder régulièrement à des vaccinations gratuites.

L'arrêté préfectoral du 17 mars 1858, qui régissait le service de la vaccine, avait simplement mis à la charge des communes une prime de 0 fr. 30, qui devait être payée aux médecins et sages-femmes, pour chaque vaccination faite gratuitement et avec succès.

En fait, si quelques communes payaient cette prime, un certain nombre s'en dispensaient et les vaccinateurs ne voyaient souvent leurs services reconnus que par les médailles attribuées, annuellement, par l'Administration préfectorale, sur proposition du Comité central de vaccine.

Tous les médecins devaient donc participer proportionnellement aux opérations par eux effectuées, à la répartition des crédits prévus aux budgets communaux pour les vaccinations gratuites.

Quelques grandes villes, entre autres Bordeaux, Lille, Lyon, Marseille, Rouen, etc., avaient des services municipaux de vaccine : les séances gratuites de vaccination y étaient assez fréquentes et les médecins vaccinateurs étaient rémunérés sur les fonds municipaux.

A Paris, grâce aux efforts de M. Hervieux, l'Académie de médecine faisait triompher partout la vaccination.

L'Académie, en effet, utilisait, chaque année, pour la production du vaccin, de deux cents à deux cent cinquante génisses, et, à côté des séances où l'on inoculait trois fois par semaine une moyenne annuelle de trois à quatre mille individus, elle expédiait, tant en France qu'aux colonies et à l'étranger, de soixante-dix mille à quatre-vingt mille tubes de vaccin.

MM. Chambon et Saint-Yves-Ménard avaient, depuis 1890, perfectionné le service de leur Institut d'une façon très notable ; en dehors des vaccinations et des revaccinations qu'ils y prati-

quaient, ils étaient chargés du service hebdoma-
daire dans les hôpitaux et les mairies et d'un
service régulier dans les écoles communales.

En 1893, tandis que l'Académie préconisait et
développait le système des revaccinations générales, le Docteur Martin innovait le système des
revaccinations gratuites à domicile.

Dès qu'un cas de variole se déclarait dans une
maison, le service de l'assainissement prévenait
l'Institut de vaccine animale ; celui-ci envoyait, le
lendemain, une génisse sur place ; le médecin
vaccinateur s'installait où il pouvait, dans le ves-
tibule, dans la loge du concierge, et revaccinait
ainsi tous les locataires.

A côté de l'Académie de médecine et de l'Institut de vaccine animale, les médecins et les
sages-femmes vaccinaient, eux aussi, dans leur
clientèle privée. Malgré cela, les résultats étaient
loin d'être suffisants.

Dans d'autres villes où l'agglomération n'étant
pas aussi considérable, et, par le fait, la contamination moins facile, on obtenait de meilleurs résultats.

C'est ainsi qu'à Lille avec le Docteur Calmette,
à Bordeaux avec Layet, à Montpellier avec
Pourquier, les Instituts de vaccin ayant pris
un développement considérable, la variole avait
pour ainsi dire disparu depuis une dizaine d'années.

Le département de la Meuse avait un Comité départemental de vaccination à Bar-le-Duc, et des Comités dans chacun des autres arrondissements; il existait là, comme dans un certain nombre d'autres départements, un conservateur du vaccin désigné par le préfet, recevant, de ce chef, des honoraires et ayant pour mission de pourvoir de vaccin les confrères qui lui en demandaient.

La Vaucluse, la Haute-Marne, le Tarn-et-Garonne, le Finistère et certains autres départements possédaient, eux aussi, des semblants d'organisation; mais tout cela était bien insuffisant, et les organisations qui étaient faites étaient bien sommaires et bien défectueuses.

Dans la grande majorité des départements, un sixième environ, et surtout dans les campagnes, le service des vaccinations n'existait pas à titre de service public. Les médecins et les sages-femmes vaccinaient successivement et par périodes les enfants qu'on leur présentait. Chaque année, vers la fin de juin, de préférence, quand le temps était beau et les routes faciles, le médecin faisait les tournées de vaccination.

Cinq à six jours à l'avance, il envoyait une circulaire au maire de la commune intéressée, lui indiquant qu'il passerait, à telle heure, dans la commune et y procéderait aux vaccinations et aux revaccinations. Le maire se chargeait de prévenir ses administrés qu'il convoquait, à la Mairie, à l'heure dite.

Il est inutile de dire que pour un prétexte ou pour un autre, les parents se dispensaient d'amener leurs enfants à la Mairie, le jour de la vaccination.

Une mère prétendait, par exemple, que son bébé était trop petit et qu'il souffrirait trop; une autre s'excusait, en affirmant que son enfant allait pousser les dents et que le vaccin les empêcherait de sortir, etc., etc. C'était toujours partie remise.

Ce n'était que sous le coup d'épidémies de variole que le nombre des vaccinations et des revaccinations augmentait.

Quand une épidémie survenait, quand le public voyait des morts autour de lui, pris de panique, il s'empressait alors de prendre contact avec la lancette du vaccinateur; il reconnaissait qu'en se faisant inoculer, il se sauvait lui et les siens.

Mais,

> Le danger s'oublie, et cette peur si grande
> S'évanouit bientôt.....

et à quelques semaines d'intervalle, il retombait dans l'insouciance et l'apathie première, et ne faisait pas un pas pour se faire immuniser.

Il faut dire aussi que, pendant longtemps, les

vaccinations et les revaccinations se faisaient presque partout, et surtout dans les petites villes et les campagnes, de bras à bras.

Les médecins choisissaient, pour cela, de beaux enfants, bien sains, dont les parents leur étaient connus, et ces sujets, une fois vaccinés, servaient non seulement à pratiquer des vaccinations, mais encore, une partie du vaccin qu'ils fournissaient était recueillie entre des plaques de verre et ainsi conservée. Beaucoup de préfectures, alimentées par des médecins de bonne volonté, fournissaient, à leur tour, ce vaccin aux praticiens qui leur en faisaient la demande.

Vaccination animale. — La vaccination animale était cependant connue et pratiquée depuis fort longtemps. C'est un chirurgien du roi de Naples, Troja, qui, le premier, cultiva le vaccin sur la génisse, et son élève, Gennaro Galbiati, publia un Mémoire sur la question, en 1810.

Longtemps confinée à Naples, la vaccination animale ne se répandit un peu partout qu'à la suite d'une communication sur la syphilis vaccinale, faite le 30 septembre 1864, au Congrès médical de Lyon, par le Docteur Viennois. L'année suivante, M. Chambon fondait, à Paris, le premier institut vaccinogène.

Aujourd'hui, presque toutes les grandes villes de France sont pourvues d'instituts vaccinaux. La nouvelle loi interdit absolument la vaccination de bras à bras.

Le vaccin animal a, en effet, de réels avantages sur le vaccin Jennerien ; le principal, c'est d'épargner au sujet vacciné le danger d'une contamination syphilitique.

Un autre mérite, c'est son abondance et les facilités qu'il offre pour inoculer, dans un espace de temps très court, de grandes masses de sujets. Contrairement à ce qui arrive pour le vaccin Jennerien, la production du vaccin animal peut être en quelque sorte illimitée.

Enfin, le vaccin conserve ainsi sa virulence naturelle, qui semblait s'atténuer dans le passage d'homme à homme.

En un mot, la vaccination animale permet de réaliser une triple économie : économie de peine, économie de temps, économie d'argent.

Malgré cela, et bien que ces particularités fussent connues des praticiens, ce n'est guère que depuis 1870, environ, qu'on commença à employer le vaccin animal, et encore, jusqu'à ces derniers temps, il n'avait pas pénétré dans certaines campagnes.

Disons, en terminant, que les médecins et sages-femmes étaient rarement rémunérés ou qu'ils l'étaient d'une façon bien insuffisante, presque dérisoire.

C'étaient surtout les sages-femmes qui se par-

tageaient les très modestes crédits votés par les
Conseils généraux; quant aux médecins, ils
devaient se contenter, outre la satisfaction du
devoir accompli et des services rendus, des let-
tres de remerciements ou des quelques médailles
de divers métaux qui pouvaient leur être adres-
sées ou accordées par l'administration.

Nous verrons tout à l'heure, qu'aujourd'hui,
grâce à la nouvelle loi, les choses se passent autrement; le service de la vaccine officiellement
organisé en France, ne peut donner que d'excellents résultats.

CHAPITRE II

Loi et Règlements.

Le nouveau service de la vaccination, rendue obligatoire par l'article 6 de la loi du 15 février 1902 sur la Protection de la santé publique, est réglé :

Par le règlement d'administration publique du 27 juillet 1903, la circulaire ministérielle du 7 août de la même année, les arrêtés ministériels des 28 et 30 mars 1904, et, enfin, par les circulaires ministérielles des 25 et 27 janvier 1907.

Nous reproduisons ici ces décrets et règlements en les résumant, bien entendu.

LOI DU 15 FÉVRIER 1902

sur la Protection de la santé publique.

TITRE PREMIER. — CHAPITRE II

ART. 6. — La vaccination antivariolique est obligatoire au cours de la première année de la vie, ainsi que la revaccination au cours de la onzième et de la vingt et unième année.

Les parents ou tuteurs sont tenus personnellement de l'exécution de cette mesure.

Un règlement d'administration publique, rendu après avis de l'Académie de médecine et du Comité consultatif d'hygiène publique de France, fixera les mesures nécessitées par l'application du présent article.

TITRE IV. — PÉNALITÉS

ART. 24. — Sera puni des peines portées à l'article 471 du Code pénal (amende de 1 à 5 francs inclusivement), quiconque aura commis une contravention aux prescriptions précédentes.

Le décret d'administration publique du 27 juillet 1903, porte :

ART. 2. — Dans chaque département, le Préfet nomme les médecins vaccinateurs, les sages-femmes et les autres agents du service de la vaccine organisé par le Conseil général, en exécution de l'article 20 de la loi susvisée.

ART. 3. — Des arrêtés ministériels, pris après avis de l'Académie de médecine et du Comité consultatif d'hygiène publique de France, déterminent les obligations des médecins chargés des vaccinations gratuites, et prescrivent, pour les établissements qui distribuent le vaccin, les mesures d'hygiène et les épreuves propres à assurer et à constater la pureté et l'efficacité du vaccin.

Nul ne peut ouvrir un établissement destiné à préparer ou à distribuer du vaccin, sans avoir fait une déclaration préalable à la préfecture ou à la sous-préfecture.

Il sera donné récépissé de cette déclaration.

Ces établissements sont soumis à la surveillance de l'autorité publique, conformément aux dispositions arrêtées par le Ministre de l'Intérieur.

ART. 4. — Dans chaque commune, les séances de vaccination gratuite et les séances de révision des résultats de ces opérations sont annoncées

par voie d'affiches, indiquant le lieu et la date de
ces séances et rappelant les obligations légales
des parents ou tuteurs et les pénalités qu'ils encourent.

Les parents ou tuteurs sont tenus d'envoyer les
enfants aux séances de vaccination.

Toutefois, ils sont libres de satisfaire à leur
obligation, en déposant à la Mairie un certificat
constatant la vaccination ou la revaccination de
leurs enfants, avec la date et le résultat de ces
opérations, délivré par le médecin ou la sage-
femme qui les aura pratiquées.

Art. 6. — Les listes des personnes soumises à
la vaccination ou à la revaccination obligatoire
sont établies par les soins des municipalités de la
façon suivante :

1° Pour la première vaccination, la liste comprend :

a) Tous les enfants ayant plus de trois mois et
moins d'un an, le jour de la séance de vaccination, nés dans la commune et relevés sur le regis-
tre de l'état-civil;

b) Les enfants du même âge, nés dans une autre localité et résidant dans la commune;

c) Les enfants plus âgés qui n'auraient pu être
vaccinés antérieurement, pour une raison quel-
conque;

d) Ceux qui, antérieurement vaccinés, doivent subir une nouvelle vaccination, la première n'ayant pas été suivie de succès.

2° Pour la première revaccination, la liste comprend, d'après l'état-civil et les renseignements fournis par les directeurs des établissements d'instruction publics ou privés, tous les enfants inscrits dans les écoles qui sont entrés dans leur onzième année au moment de la séance de vaccination, et ceux, quel que soit leur âge, qui n'auraient pas subi la vaccination ou la première revaccination.

3° Pour la deuxième revaccination, la liste comprend toutes les personnes qui se trouvent au cours de leur vingt et unième année et résident dans la commune.

ART. 7. — Sur ces listes, le médecin vaccinateur inscrit, en regard de chaque nom, la date de la vaccination et ses résultats, soit que le sujet ait été vacciné au cours d'une des séances visées à l'article 4, soit que les parents ou le tuteur de ce dernier aient produit le certificat exigé par le même article . . . .

. . . .

ART. 9. — Dans le cas d'insuccès, la vaccination doit être renouvelée une deuxième, et, au besoin, une troisième fois, le plus tôt possible, et, au plus tard, à la prochaine séance de vaccination.

..... Après vérification du succès de chaque vaccination ou après la troisième tentative, le médecin vaccinateur délivre aux parents ou tuteurs des personnes soumises à l'opération un certificat individuel attestant qu'ils ont satisfait aux obligations de la loi. Pareille pièce est délivrée à ceux qui ont présenté le certificat du médecin de leur choix.

Art. 10. — L'étranger qui aura établi sa résidence en France est soumis, pour lui-même et pour ses enfants, aux prescriptions du présent règlement dans le lieu de sa résidence.

. . . .

Une circulaire ministérielle, en date du 7 août 1903, commente ce décret et donne aux préfets les instructions pour son application :

« En rendant la vaccination obligatoire, dit la circulaire, la loi n'a nullement entendu la rendre exclusivement tributaire de l'autorité publique. C'est seulement à défaut de l'initiative individuelle ou de la participation normale du corps médical dans la pratique des vaccinations et des revaccinations que l'Administration a le devoir de procurer gratuitement et périodiquement aux familles les ressources nécessaires à ces opérations.

« Lorsque les enfants ou adultes auront été régulièrement vaccinés ou revaccinés aux époques fixées par la loi, il leur suffira d'en justifier, ainsi qu'il est dit au paragraphe 3 *in fine* de l'article 4, par le dépôt d'un certificat.

« La réglementation nouvelle... laisse les intéressés entièrement libres du choix des opérateurs et du moment le plus favorable dans la limite des époques correspondant aux trois périodes d'âge fixées ; elle met à la disposition des familles qui ne pourraient y satisfaire autrement, des séances de vaccination gratuites présentant toutes garanties d'efficacité. »

Enfin, la même circulaire ministérielle ajoute, en ce qui concerne les vaccinations non obligatoires, les considérations suivantes :

« Le législateur n'a voulu intervenir que dans la mesure strictement justifiée par la protection des mineurs contre les dangers de l'ignorance ou des préjugés ; plus tard, il appartient aux intéressés eux-mêmes, instruits par les opérations déjà subies, d'en prolonger ou d'en renouveler les effets salutaires ; mais il convient en toutes circonstances, et notamment en cas d'épidémie, de le leur rappeler.

« Les séances gratuites devront leur être largement ouvertes ; les affiches annonçant ces réunions devront toujours contenir, à leur égard, des

recommandations spéciales les engageant à pro-
fiter de l'occasion qui leur est offerte, avec d'autant plus d'instance que leur âge les éloigne
davantage de la dernière opération subie.

« Ces personnes formeront une catégorie en
quelque sorte facultative dont il est indispensable
de tenir compte dans la nouvelle organisation. »

L'arrêté du 28 mars 1904 et les instructions
annexes précisent les obligations des praticiens
chargés des services publics de vaccination.

ARTICLE PREMIER. — Les vaccinations et revaccinations publiques sont exclusivement pratiquées avec le vaccin animal.

Le vaccin employé ne peut provenir que des
établissements producteurs remplissant les conditions déterminées en exécution de l'article 3 du
décret du 27 juillet 1903.

ART. 2. — Le service est placé sous le contrôle
immédiat du Conseil d'hygiène départemental et
sous le contrôle supérieur de l'Académie de médecine.

Le contrôle du Conseil départemental d'hygiène
s'exerce par l'entremise d'une Commission spéciale comprenant deux médecins particulièrement qualifiés par leur compétence bactériologique et un vétérinaire.

La Commission devra présenter tous les ans,

au préfet du département, un rapport sur le fonctionnement du service.

Art. 3. — Il devra être fait emploi du vaccin dans le plus court délai possible, et, au plus tard, dans le délai de quarante jours, à dater de sa récolte. . . . .

. . . .

Art. 5. — Les enfants à vacciner devront être examinés avec soin avant l'opération.

La vaccination et la revaccination des enfants affligés de maladies chroniques susceptibles de porter atteinte à la nutrition ou à la constitution des humeurs seront ajournés à une époque ultérieure.

Art. 6. — Le vaccinateur est libre de recourir au procédé de son choix, mais l'opération doit être considérée comme une opération chirurgicale, et exécutée avec toutes les règles propres à écarter les infections traumatiques.

Art. 7. — La visite des sujets vaccinés se fera au plus tôt, le septième jour après l'opération.

. . . .

. . . .

Les instructions annexes au présent décret, approuvées par l'Académie de médecine et le Comité consultatif d'hygiène, ne sont autre chose

que le rapport qui a servi de base à la rédaction
des articles de l'arrêté ministériel qui précèdent.
Nous ne nous y arrêterons pas.

D'autre part, nous dirons un mot d'un arrêté
ministériel, en date du 30 mars 1904, qui règle la
tenue et le contrôle des établissements vaccinogènes.

C'est également en conformité des instructions
de l'Académie de médecine et du Comité consultatif d'hygiène que cet arrêté a été pris.

ARTICLE PREMIER. — Les établissements vaccinogènes sont placés sous le contrôle immédiat
du Conseil départemental d'hygiène et sous le
contrôle supérieur de l'Académie de médecine...

La Commission effectue dans les établissements : une visite, au moins, par trimestre ; elle en
rend compte, dans son rapport, qu'elle adresse à
l'Académie de médecine.

ART. 2. — Les établissements producteurs de
vaccin, publics ou privés, sont dirigés par un Docteur en médecine assisté d'un vétérinaire et d'un
certain nombre d'aides. . . . .

. . . .

ART. 4. — Les vétérinaires attachés aux instituts vaccinogènes sont chargés de l'examen des
génisses vaccinifères avant l'inoculation et de
leur autopsie après abatage, en vue de recher-

cher si elles ne sont ou si elles n'étaient pas atteintes de maladie infectieuse, et notamment de tuberculose. Dans ce cas, le vaccin provenant de l'animal sera immédiatement détruit.

ART. 5. — La virulence du vaccin produit par une génisse devra être éprouvée avant qu'il ne soit mis en service sur un autre vaccinifère. Si le résultat de cet essai n'est pas satisfaisant, le vaccin devra être détruit.

ART. 6. — Il ne doit pas être délivré de vaccin récolté depuis plus de trente jours.

Enfin, une circulaire ministérielle, en date du 25 janvier 1907, règle la manière dont seront établies les listes de vaccination et de revaccinations, ainsi que les divers documents statistiques.

Elle prescrit la vaccination obligatoire des nomades toutes les fois qu'ils séjournent dans une commune.

Elle désigne les établissements vaccinogènes, dans lesquels devra être pris le vaccin destiné aux services publics.

Ces établissements sont au nombre de onze :

Bordeaux. — Institut municipal annexé à la Faculté de médecine.
Grenoble. — Institut du Dr Traversier.
Lille. — Institut annexé à l'Institut Pasteur.
Lyon. — Institut municipal.

Marseille. — Institut départemental des Bouches-du-Rhône.

Montpellier. — Institut de M. Pourquier.

Paris. — Institut de M. Chambon et Saint-Yves-Ménard et du Dr Barlerin.

Perpignan. — Institut vaccinal.

Saint-Etienne. — Institut vaccinogène.

Tours. — Institut du Dr Chaumier.

Enfin, la même circulaire fixe le modèle du certificat qui devra être délivré par les médecins vaccinateurs.

Une dernière circulaire, en date du 29 janvier 1907, s'occupe de l'organisation financière du service.

Elle porte qu'en principe, la fourniture du vaccin doit être faite aux vaccinateurs, au compte du département.

Elle indique les deux modes de rémunération des vaccinateurs :

1° *Au tarif,* c'est-à-dire à tant par vaccination, tarif qui peut être complété par des frais de déplacement, par une rémunération spéciale pour la constatation des résultats, les frais divers que les vaccinateurs peuvent avoir à supporter.

2° *A forfait* ou par *abonnement,* à raison de tant par séance ou de tant par an, ou, mieux encore, de tant par tête d'habitant compris dans chacune des communes formant la circonscription assignée au vaccinateur.

En résumé, ces lois, décrets et divers autres documents administratifs règlent, en outre du principe de l'obligation, les conditions générales du fonctionnement du service — le contrôle supérieur confié à l'Académie de médecine — l'organisation départementale par les Conseils généraux — le contrôle local par une Commission départementale nommée par les préfets — l'indication des trois obligations successives de vaccination et de revaccination de la première année de la vie jusqu'à la vingt et unième — l'action des municipalités — la nomination des médecins vaccinateurs, leur rémunération, leurs obligations pour l'accomplissement de leur service — l'application de la loi aux étrangers — et, enfin, la nécessité d'admettre, dans la plus large mesure aux séances publiques et gratuites de vaccination, à titre facultatif, les personnes qui, par leur âge, ne sont pas assujetties à la loi.

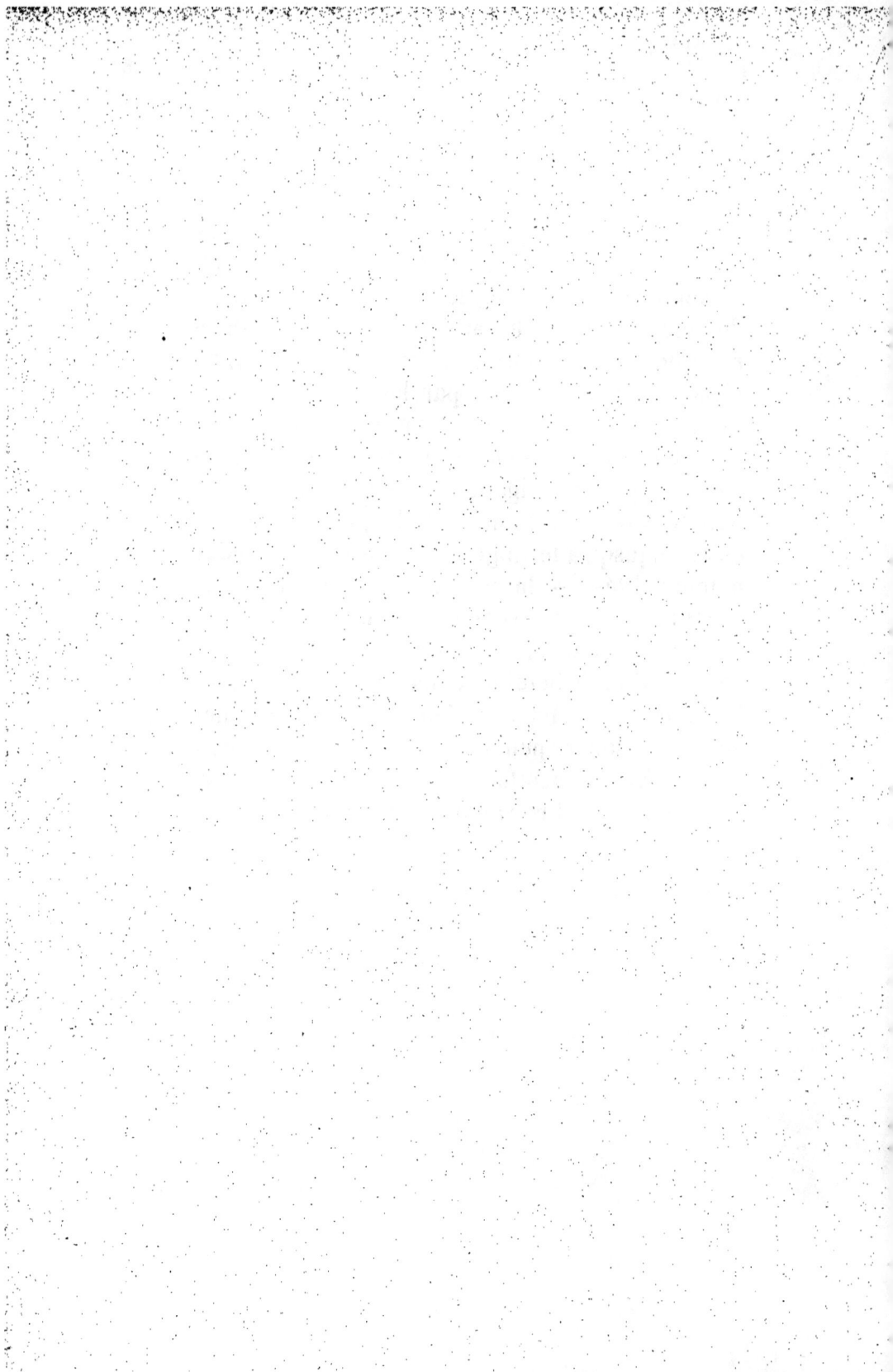

CHAPITRE III

Organisation du service de la vaccine dans les départements depuis l'application de la loi du 15 février 1902.

C'est l'article 2 du décret du 27 juillet 1903, commenté par la circulaire ministérielle du 7 août de la même année, qui fixe les bases de l'organisation du service des vaccinations et des revaccinations.

Cette organisation, conformément à l'article 20 de la loi du 15 février 1902, présente un caractère essentiellement départemental.

Aussi, le préfet nomme les médecins, les sages-femmes et les autres agents du service; il les dirige et les contrôle pour tout ce qu'il y a de né·

cessairement administratif dans l'accomplissement de leur mission.

De son côté, le Conseil général se prononce :

1° Sur la création de circonscriptions vaccinales ;

2° Sur le nombre et la répartition des séances
gratuites ;

3° Sur le mode de rémunération des médecins
vaccinateurs ;

4° Sur l'approvisionnement des médecins en
vaccin.

Nous allons voir, d'après les documents qui
nous ont été fournis par les préfectures des départements du territoire, comment ces diverses parties du service ont été organisées.

I. — Organisation du personnel des médecins vaccinateurs et établissements des circonscriptions
vaccinales.

Il résulte de notre enquête que, dans la très
grande majorité des départements, ce sont les
médecins de la Protection des enfants du premier
âge ou les médecins chargés du service de l'Assistance médicale gratuite qui sont devenus,
chacun dans leurs circonscriptions, médecins
vaccinateurs.

C'est ainsi que le service de la vaccine est confié :

1° Aux médecins de la Protection des enfants du premier âge, dans 20 départements ;

2° Aux médecins de l'A. M. G., dans 13 départements ;

3° Aux médecins de l'A. M. G. et de la Protection, dans 3 départements.

Rien n'a été changé dans ces départements ; les limites des circonscriptions vaccinales se confondent avec celles déjà formées pour les services de l'Assistance ou de la Protection des enfants du premier âge.

Dans quelques-uns, aux médecins déjà pourvus de circonscriptions pour le service de l'Assistance et maintenus comme médecins vaccinateurs, on a ajouté à ce même titre d'autres médecins, pour lesquels on a créé de nouvelles circonscriptions en modifiant les anciennes.

Dans 38 départements, les préfets ont choisi directement tous les médecins vaccinateurs, sans tenir compte des circonscriptions déjà établies, ni des situations déjà acquises pour les services de l'Assistance ou de la Protection des enfants du premier âge.

Ils ont créé de nouvelles circonscriptions, à la tête desquelles ils ont mis un médecin ou une sage-femme de leur choix ; dans 12 départements, en effet, les sages-femmes sont admises à vacciner au même titre que les médecins.

Le nombre des circonscriptions par département varie entre vingt-cinq et quatre-vingt-dix ; elles ont pour centre, d'habitude, un chef lieu de canton, auquel se rattachent un certain nombre de communes.

La population de ces circonscriptions oscille entre 3,500 et 22,000 habitants, pour une superficie qui peut aller jusqu'à 12,000 hectares.

Cette organisation est à peu près identique dans tous les départements; aussi, nous n'insisterons pas. Il en est une, cependant, qui mérite d'être signalée; c'est celle du département du Loiret. Là, ont été établies des circonscriptions de deux sortes : des circonscriptions urbaines et des circonscriptions rurales.

Les circonscriptions urbaines, formées d'une seule commune et pourvues de plusieurs médecins, ont une importance suffisante pour que ces médecins puissent y exercer simultanément, chaque année, les fonctions de médecins vaccinateurs.

Dans les circonscriptions rurales comprenant une ou plusieurs communes et pourvues d'un ou de plusieurs médecins, ceux-ci exercent leurs fonctions de médecins vaccinateurs d'après un système de groupements de communes et de roulement annuel, permettant à chacun d'eux d'assurer le service, tour à tour, dans toutes les communes de la circonscription, et M. le Préfet ajoute :

« Ce système m'a paru capable de concilier les exigences administratives avec les vœux exprimés par le corps médical, dont la coopération bienveillante peut seule assurer le bon fonctionnement du service. »

Dans huit départements, tous les médecins ayant accepté les conditions posées par le Conseil général, ont été admis comme médecins vaccinateurs, chacun dans leur résidence.

Ce sont les Ardennes, l'Aveyron, l'Indre, la Haute-Loire, le Maine-et-Loire, la Marne, l'Orne et les Pyrénées-Orientales.

Les médecins se sont partagés, à l'amiable, les circonscriptions, dans quelques départements ; dans les autres, les circonscriptions ont été établies, d'un commun accord, entre la Préfecture et une Commission du Conseil d'hygiène représentant les médecins.

Dans l'Aveyron, on distribue des bons de vaccination aux familles indigentes ; par le moyen de ces bons, on peut se faire vacciner par le médecin de son choix.

Enfin, dans le Gard, il existe un seul vaccinateur pour tout le département ; celui-ci se transporte, aux époques voulues, dans toutes les communes, pour procéder aux opérations vaccinales ; c'est un véritable vaccinateur ambulant.

Dans quelques grandes villes, Toulouse, Bordeaux, Lyon, Marseille, Toulon, etc., ce sont les médecins de l'état civil ou du Bureau de bienfaisance qui sont chargés du service des vaccinations gratuites.

Telle est, en réalité, dans ses grandes lignes, l'organisation du service de la vaccine en France pour ce qui regarde le personnel des médecins vaccinateurs et l'établissement des circonscriptions vaccinales.

Nous verrons, dans notre dernier chapitre, quels sont les défauts de cette organisation et nous indiquerons les moyens qui nous paraissent les plus susceptibles de l'améliorer.

II. — Mode de rémunération des médecins vaccinateurs.

L'organisation financière du service de la vaccination est réglée par une circulaire ministérielle du 27 janvier 1907.

Cette circulaire porte qu'en principe la fourniture du vaccin doit être faite aux vaccinateurs au compte du département.

Elle indique, en outre, les deux modes de rémunération des vaccinateurs :

1° *Au tarif*, c'est-à-dire à tant par vaccination, tarif qui peut être complété par des frais de déplacement, par une rémunération spéciale pour la constatation des résultats, les frais divers que les vaccinateurs peuvent avoir à supporter.

2° *A forfait* ou par *abonnement*, à raison de tant par séance ou de tant par an, ou, mieux encore, de tant par tête d'habitant compris dans chacune des communes formant la circonscription assignée au vaccinateur.

Disons, tout de suite, que tous les départements ne se sont pas conformés aux instructions ministérielles pour ce qui est de la fourniture du vaccin.

Dix-neuf, en effet, le laissent à la charge des médecins tout en se réservant le droit d'en connaître la provenance.

Tous les autres le fournissent à leur compte, soit directement, sur la demande des vaccinateurs, soit indirectement, en autorisant ces derniers à le réclamer, eux-mêmes, aux divers Instituts vaccinogènes dûment approuvés et placés sous la surveillance de l'Académie de médecine.

Ces établissements vaccinogènes sont désignés dans une circulaire du 25 janvier 1907; ils sont au nombre de onze et répartis dans les villes ci-après :

Bordeaux. — Institut municipal annexé à la Faculté de médecine.
Grenoble. — Institut du Docteur Traversier.

Lille. — Institut annexé à l'Institut Pasteur.

Lyon. — Institut municipal.

Marseille. — Institut départemental des Bouches-du-Rhône.

Montpellier. — Institut du Docteur Pourquier.

Paris. — Institut Chambon et Saint-Yves-Ménard, et du Docteur Barlerin.

Perpignan, Saint-Étienne et *Tours*, avec le Docteur Chaumier.

Toutes les assemblées départementales, sans exception, ont fixé des honoraires pour le service des vaccinations gratuites. L'année dernière, un seul département, le Haut-Rhin, avait ajouté la charge des vaccinations et des revaccinations au service des médecins cantonaux, sans que les honoraires de ceux-ci eussent reçu aucune augmentation.

Mais devant les violentes protestations du Corps médical, le Conseil général est revenu sur sa décision et a fixé des honoraires.

Néanmoins, il faut le constater, ces assemblées départementales ont une tendance à réduire le plus possible les honoraires attribués aux médecins vaccinateurs; d'aucunes vont même jusqu'à vouloir les supprimer, sous prétexte que la vaccination est très dangereuse. Nous verrons plus loin ce qu'il faut penser de cette assertion.

Conformément donc à la circulaire du 29 janvier 1907, tous les départements accordent des honoraires aux médecins vaccinateurs, mais les systèmes et les taux de rémunération qu'ils ont adoptés sont très variables.

Vingt-six départements ont adopté le système de l'*abonnement* ou du *forfait*.

Dans l'Allier, le Finistère, l'Ille-et-Vilaine, le Rhône, le Tarn-et-Garonne, les honoraires attribués aux médecins vaccinateurs varient selon l'importance des circonscriptions au point de vue du nombre des habitants ou des vaccinations pratiquées.

C'est ainsi, par exemple, que, dans l'Allier, le chiffre des émoluments varie entre 40 et 190 francs par circonscription.

Dans le Finistère et l'Ille-et-Vilaine, les vaccinateurs touchent 20 francs par centre de vaccination comprenant une ou plusieurs communes ; à cette somme fixe est ajoutée une rémunération de 0 fr. 10 par vaccination ou revaccination, revision comprise. Dans l'Ille-et-Vilaine, les médecins de l'Assistance n'ont pas droit à l'indemnité fixe.

Trois départements, les Hautes-Alpes, l'Isère et le Nord, ont voté des rémunérations proportionnelles au nombre d'habitants.

Le Nord donne 3 francs par chaque centaine d'habitants ; le Docteur Oui, de la Faculté de Lille, a cherché à se rendre compte du taux auquel revient ainsi approximativement chaque opération vaccinale.

« Il y a, dit-il, dans le département, environ 48,000 naissances, et, en ces dernières années, environ 50 p. 100 des enfants ont été vaccinés gratuitement, soit 24,000 par an. On peut, d'autre part, admettre que 25 p. 100 des enfants meurent avant l'âge de dix ans, et environ 8 p. 100 de dix à vingt ans.

« Si on admet que la proportion des revaccinations gratuites sera la même que celle des vaccinations, on obtient le résultat suivant :

« Dans la onzième année : 18,000 revaccinations.

« Dans la vingt et unième année : 16,000 ; soit, pour l'ensemble des vaccinations et revaccinations annuelles faites gratuitement, cinquante-huit mille opérations.

« La somme de 56,000 francs, répartie entre les vaccinateurs pour cinquante-huit mille opérations, ferait ressortir la rémunération de l'opération et de la revision des résultats à 0 fr. 95 centimes. »

L'Isère donne 0 fr. 03 cent. 1/2 par habitant des communes de plaine, et 0 fr. 04 cent. 1/2 par habitant des communes de montagne.

Le département des Hautes-Alpes accorde enfin 0 fr. 05 par habitant dans un village, avec un minimum de 20 francs par village.

Quelques autres départements ont adopté le système de rémunération par commune.

La Haute-Garonne alloue au médecin vaccinateur une indemnité calculée comme il suit :

6 fr. par commune de	200 habitants et au-dessous.	
12 fr. —	de	201 à 500.
20 fr. —	de	501 à 1,000.
30 fr. —	de	1,001 à 3,000.
40 fr. —	de	3,001 et au-dessus.

Ces indemnités comprennent tous les frais, même ceux de déplacement.

L'Ardèche donne 20 francs par commune de 1,000 habitants et au-dessous, 5 francs en sus par 500 habitants ou fraction de 500 au-dessus de 100.

La Haute-Savoie donne 15 francs par commune ; le Pas-de-Calais, 3 à 100 francs, suivant l'importance de la commune.

Le Doubs attribue une indemnité qui varie entre les chiffres fermes de 6 fr. et de 200 francs, suivant que la commune a plus de 100 habitants ou dépasse 25,000.

Le Tarn-et-Garonne et le Lot ont un médecin vaccinateur par canton, qui touche, l'un, 200 fr. par an pour la vaccination et pour tout ce qui a trait à l'hygiène et à la santé publique ; l'autre, 100 francs, tous frais compris.

La Nièvre a procédé par vacations ; l'honoraire est de 6 francs par vacation de 3 heures ; de 12 francs pour la demi-journée (2 vacations) ; de 24 francs pour la journée entière (4 vacations).

Quatre départements ont adopté le système de rémunération *par séance.*

C'est ainsi que la Gironde donne 10 francs par séance tout compris; l'Hérault, 5 à 25 francs, suivant l'importance et l'éloignement de l'agglomération; la Vendée, 6 francs, et les Landes, 8 francs par séance de vaccination ou de revaccination.

Une indemnité de 4 francs est accordée pour la séance de revision.

Le Var et les Bouches-du-Rhône ont voté des rémunérations proportionnelles au nombre des opérations.

C'est ainsi que dans le premier département, les vaccinateurs touchent 5 francs jusqu'à vingt opérations; 10 francs de vingt à quarante; 15 francs de quarante à soixante; 20 francs au-dessus de soixante.

Le second paie 5 francs la séance jusqu'à cinquante opérations, et 1 franc de supplément par dix opérations au-dessus de cinquante.

Dans l'Oise et le Puy-de-Dôme, le Conseil général a voté un crédit de 8,000 francs dans le premier et de 4,000 francs dans le second, à répartir entre les médecins vaccinateurs; c'est là un système de rémunération par indemnité départementale.

Enfin, dans le Gard, le médecin vaccinateur, il n'y en a qu'un pour tout le département, touche un traitement annuel de 6,000 francs. Avec cela, il est tenu de suffire à tous les besoins du service et même de se procurer, à ses frais, le vaccin. Evidemment, il lui est impossible de faire, en temps utile, les quatre séances obligatoires dans chaque commune.

Le deuxième mode de rémunération, indiqué par la circulaire du 27 janvier, est celui du *tarif;* la grande majorité des départements l'a adopté.

Les honoraires sont fixés par opérations; mais les taux ainsi établis sont très variables. Les chiffres oscillent entre 0 fr. 20 et 1 fr. 50.

Parmi les départements dont le chiffre des honoraires est le plus élevé, nous trouvons d'abord l'Yonne où les vaccinations sont payées à raison de 1 fr. 50; la Côte-d'Or, qui donne aux vaccinateurs : 1 fr. 25 par première vaccination; 1 franc par revaccination obligatoire; 0 fr. 50 par revaccination facultative.

Sept départements payent 1 franc chaque opération de vaccination ou de revaccination.

La Meuse donne 1 franc par opération jusqu'à vingt; au-dessus de ce chiffre, le prix n'est plus que de 0 fr. 50.

Dans l'Aveyron, le médecin vaccinateur reçoit 0 fr. 80 par opération.

L'Eure-et-Loir, la Lozère, l'Orne et la Mayenne donnent 0 fr. 75 par opération tout compris; la

Mayenne, cependant, réduit à 0 fr. 50 le tarif pour les sages-femmes.

Le chiffre d'honoraires de 0 fr. 60 par opération a été adopté par quatre départements, mais deux de ces départements, l'Aude et le Tarn, laissent le vaccin à la charge du médecin ; un troisième, la Charente, ne paye que 0 fr. 30 les revaccinations.

Vingt départements, environ, attribuent au médecin vaccinateur une indemnité de 0 fr. 50, mais il doit fournir le vaccin là-dessus.

La Haute-Loire paye 0 fr. 50 les cinquante premières vaccinations, 0 fr. 30 les suivantes ; l'Indre-et-Loire donne 0 fr. 50 par vaccination dans la résidence jusqu'à cinquante ; au-dessus de ce nombre, 0 fr. 25, tout compris.

Dans cinq départements, c'est le prix de 0 fr. 40 qui a été adopté pour chaque opération. Les Basses-Pyrénées donnent 0 fr. 40 par vaccination dans les communes de 2,500 habitants, 0 fr. 30 dans les communes au-dessus.

Trois départements ont fixé l'honoraire à 0 fr. 30 par opération ; mais dans l'un d'eux, l'Aube, il est établi que le vaccinateur ne peut pas toucher par séance moins de 5 francs, mais pas plus de 20 francs, quel que soit le nombre des opérations.

Le Calvados, la Dordogne, les Hautes-Pyrénées et le Morbihan ont fixé à 0 fr. 25 le prix de chaque opération, tout compris ; le premier département, cependant, donne 0 fr. 50 pour les opérations en dehors de la résidence du médecin ; le dernier accorde 0 fr. 15 pour la rédaction du certificat.

Le département des Côtes-du-Nord donne 0 fr. 25 pour chaque vaccination, mais il accorde 0 fr. 15 pour la revision des résultats et met la fourniture du vaccin à la charge du médecin.

Enfin, il est un département qui attribue aux médecins vaccinateurs un honoraire vraiment dérisoire.

Dans le paiement de la vaccination, de la revision, de la revaccination, s'il y a lieu, de la rédaction du certificat, de la fourniture du vaccin, les médecins des Pyrénées-Orientales reçoivent la somme de 20 centimes, tout compris.

Le tarif des vaccinations, dit encore la circulaire du mois de janvier, peut être complété par les frais de déplacement, par une rémunération spéciale pour la constatation des résultats.

Voyons comment ont été appliquées ces dispositions.

Vingt-sept départements seulement accordent une indemnité kilométrique aux médecins vaccinateurs, et le tarif de cette indemnité varie entre 0 fr. 20 et 1 franc par kilomètre.

Un premier groupe ne donne d'indemnité qu'à l'aller ; la Seine-Inférieure donne 0 fr. 20 ; le Loiret, le Maine-et-Loire, l'Orne, les Landes, le Pas-de-Calais et la Marne payent 0 fr. 50.

Trois autres donnent 0 fr. 75, et la Drôme accorde en plus une indemnité fixe de 3 francs, pour un trajet de 5 à 10 kilomètres ; 5 francs, de 10 à 20 kilomètres ; 10 francs, de 20 à 30 kilomètres ; 15 francs, au delà de 30 kilomètres.

Les Ardennes, l'Indre et les Vosges ont fixé à 1 franc l'indemnité kilométrique ; le Jura donne 0 fr. 50 en plaine, 0 fr. 75 en montagne.

Dans douze départements, l'indemnité est payée tant à l'aller qu'au retour ; les Basses-Pyrénées et la Vaucluse donnent 0 fr. 25 ; l'Aude accorde 0 fr. 30 par kilomètre pour un trajet de 2 à 5 kilomètres, 0 fr. 40 de 5 à 12 kilomètres, 0 fr. 60 de 12 kilomètres et au dessus.

Le Var ne donne que 0 fr. 35 ; le Cher a adopté le chiffre de 0 fr. 40 ; la Haute-Savoie, la Dordogne et la Haute Loire donnent 0 fr. 50. La Dordogne, cependant, ne donne que 0 fr. 25 à partir du cinquième kilomètre.

Enfin, dans la Vendée, l'indemnité kilométrique varie selon que le déplacement se fait par voie de terre ou voie ferrée ; dans le premier cas, le médecin touche 0 fr. 20 ; dans le second, 0 fr. 40.

La Haute-Saône accorde une indemnité de 0 fr. 50 pour la revision seulement.

Si les assemblées départementales qui accordent des frais de déplacement aux médecins vaccinateurs sont peu nombreuses, bien plus rares sont celles qui leur accordent des rémunérations pour la constatation des résultats.

Onze départements à peine attribuent des indemnités pour frais de revision ; le chiffre de ces indemnités varie de 0 fr. 15 à 1 franc pour chaque certificat rédigé. Quelques départements donnent une rémunération variant de 5 à 10 francs par chaque séance.

En résumé, il résulte de notre enquête que les deux modes de rémunération des médecins vaccinateurs, adoptés par les départements, sont le système du tarif, c'est-à-dire tant par vaccination, et le système de l'abonnement ou du forfait, à raison de tant par circonscription, par tête d'habitant, par commune, par séance, par vacation et par série d'opérations.

A ces indemnités viennent s'en ajouter d'autres dans quelques départements pour frais de déplacement ou de revision des résultats des vaccinations.

III. — Nombre et répartition des séances gratuites et approvisionnement des médecins en vaccin.

Tous les arrêtés préfectoraux relatifs à cette organisation sont à peu près identiques, et reproduisent les principales dispositions de l'arrêté ministériel du 28 mars 1904.

Chaque année, et dans chaque commune, après entente entre le maire et le vaccinateur désigné par l'Administration préfectorale, il est organisé : en mai, une séance publique et gratuite de vaccinations et de revaccinations ; en octobre, une seconde séance publique et gratuite de vaccinations seulement. Ces séances peuvent durer plusieurs jours si le nombre des personnes à vacciner ou à revacciner l'exige.

Cette séance publique est annoncée par un avis du maire, publié le dimanche précédent et affiché dans les endroits bien apparents.

L'avis mentionne la date, l'heure, le lieu de la séance ; il rappelle les obligations légales des parents, des tuteurs et les pénalités qu'ils encourent, en ne s'y conformant pas.

Il mentionne, en outre, que la séance, toujours gratuite, est ouverte à titre facultatif aux personnes non assujetties à la loi.

Les locaux désignés par le maire pour les opérations doivent être propres, suffisamment spacieux, bien éclairés, bien aérés, convenablement chauffés, si la température l'exige, et ne recevoir d'habitude que des personnes saines; ils ne devront jamais être encombrés.

La vaccination est suivie dans les mêmes locaux, huit jours après, à la date et à l'heure indiquée par les affiches, d'une séance de revision des résultats au cours de laquelle il est procédé, si la première épreuve a été négative, à une nouvelle opération.

Dans ce dernier cas, le vaccinateur fixe les jour et heure d'une autre séance de revision pour vérifier les résultats de la vaccination précédemment pratiquée, et pour, si elle n'a pas davantage réussi, la renouveler une troisième et dernière fois.

Les parents ou tuteurs sont tenus d'envoyer les enfants aux séances de vaccination, de les sou-mettre à l'opération vaccinale et à la constatation des résultats de cette opération au cours de la séance de revision. Toutefois, ils sont libres de satisfaire à leur obligation en déposant à la Mairie un certificat constatant la vaccination ou la revaccination de leurs enfants, avec la date et le résultat de ces opérations, délivré par le médecin ou la sage-femme qui les aura pratiquées en dehors du service départemental gratuit organisé.

Si, pour des raisons de santé, l'enfant ne peut être vacciné ou revacciné au moment de la séance, les parents ou le tuteur produisent un certificat médical, attestant cette impossibilité, délivré par le médecin traitant.

Les directeurs et directrices des établissements d'instruction publics ou privés, où existe le régime de l'internat, doivent envoyer à la séance de revaccination les élèves internes, soumis, par leur âge, à cette opération, qui n'ont pas été revaccinés, soit par les soins de leur famille, soit par le médecin de l'établissement.

La séance publique de vaccination et de revaccination peut être ajournée par arrêté préfectoral sur l'avis du maire, lorsqu'une maladie infectieuse autre que la variole règne épidémiquement dans la commune ou menace de prendre une extension épidémique.

En cas d'épidémie de variole, au contraire, des séances publiques extraordinaires et aussi nombreuses que possible sont organisées dans les communes envahies ou menacées.

Les personnes habitant un immeuble où s'est montré un cas de variole ou de maladie contagieuse seront vaccinées ou revaccinées à domicile.

Chaque année, le maire dresse, en avril et en septembre, la liste des enfants soumis à la vaccination, et en avril seulement, la liste des

enfants et des adultes astreints à la revaccination.

Nous avons vu, dans le chapitre précédent,
dans quelles conditions ces listes doivent être
établies. Nous n'y reviendrons pas. (Circul. du
25 janvier 1907.)

Au cours de leurs opérations vaccinales, les
médecins vaccinateurs inscrivent sur les listes,
en regard de chaque nom, la date de la vaccination et ses résultats, soit que le sujet ait été vacciné au cours d'une séance précédente, soit que
les parents ou le tuteur du sujet aient produit le
certificat prévu à l'article 4 *in fine*.

Si le vaccinateur estime, au cours de la séance
publique, qu'un sujet qui lui est présenté ne peut
être vacciné à cause de son état de santé, men-
tion de cette impossibilité est faite sur la liste en
regard du nom de l'intéressé.

La vaccination doit être, en pareil cas, pratiquée à la séance ultérieure de revision, si elle est
jugée possible.

Après vérification du succès de chaque vaccination ou après la troisième tentative, le vaccinateur délivre un certificat individuel constatant
que les intéressés ont satisfait aux obligations de
la loi. La formule de ce certificat est indiquée dans
la circulaire du 25 janvier 1907.

A la fin de l'année, le maire adresse à la préfecture une copie des listes et un état récapitulatif des opérations vaccinales pratiquées dans sa commune.

Il prévient les parents ou tuteurs qui n'ont pas satisfait aux obligations de la loi, d'avoir à s'y conformer dans le plus bref délai. S'ils ne présentent pas le certificat exigé, le maire ou le commissaire de police dresse contre eux procès-verbal constatant contravention à l'article 6 de la loi du 15 février 1907. Ils sont dès lors, passibles des peines édictées aux articles 27 et 30 de ladite loi.

Telle devrait être, d'après la loi, l'organisation des séances de vaccination ; mais nous verrons tout à l'heure que les choses sont loin de se passer comme nous venons de l'indiquer.

En ce qui concerne le vaccin à employer pour les séances publiques, tous les arrêtés préfectoraux stipulent qu'on doit se servir de vaccin animal.

Comme nous l'avons vu précédemment, la plupart des départements ont pris à leur charge cette fourniture, et les Instituts vaccinogènes où ils s'adressent sont ceux désignés dans la circulaire ministérielle du 27 janvier 1907.

On n'a donc rien à craindre pour la pureté et l'efficacité du vaccin ; la circulaire du 28 mars 1904 règle la bonne tenue et le bon fonctionnement des Instituts vaccinogènes ; elle prescrit, en outre,

l'emploi du vaccin dans le plus court délai possible et interdit absolument l'utilisation de celui
provenant de tubes ouverts au cours d'une précédente opération.

Nous donnons, sous forme de tableau synop-
tique, l'organisation du service de la vaccine :

TABLEAU SYNOPTIQUE
De l'organisation du service de la Vaccine en France en 1907.

Explication des signes abréviatifs. — **M** : médecin ; **Sg-f.** : sage-femme ; **A** : assistance gratuite ; **P** : Protection des enfants du premier âge ; **V** : vaccination ; **RV** : revaccination ; **Rev.** : revision.

NOM DU DÉPARTEMENT	Crédit.	Population.	Organisation médicale.	TARIF des Vaccinations.	TARIF du déplacement.	Frais de revision.	Fourniture du Vaccin.
Ain.............	9.000	350.416	P.	0 fr. 50 p. V., 5 fr. p. séance minim., 20 fr. maximum.	»	5 fr. p. séance.	Dép.
Aisne..........	24.000	535.583	P. 94 circonsc.	1 fr. tous frais compris.	»	»	Id.
Allier..........	6.500	422.024	Nommés p. Préfet.	Rémunération par circonscription suivaid importance 40 fr. à 100 fr.	»	»	Id.
Alpes (Basses-)..	7.000	115 021	A.	0 50	0 fr. 75 p. k. aller.	»	Méd.
Alpes (Hautes-)..	10.300	109.510	A.	Indemnité fixée p. habitant, 0 fr. 05, 20 fr. par village au minimum.	0 fr. 75 p. k. aller.	»	Dép.
Alpes-Maritimes.	»	293.213	»	Pas de renseign^ts	»	»	»
Ardèche........	5.786	353.564	P.	20 fr. p. cotomune de 1.000 h., et au-dessus; en sus, p. 500 habitants, 5 fr.	»	»	Dép.
Ardennes.......	2.000	315.589	Circonsc., commun. Tous les médecins.	0 50	1 fr. p. kil. aller.	0 50	Id.
Ariège.........	7.000	210.527	Nommés par Préfet.	0 30	Tous frais compris.	0 50	Id.
Aube..........	5.000	246 163	A. et P.	0 30	En tout avec un minimum de 5 fr. et un maxim. de 20 fr. par séance.	»	Id.
Aude..........	5.200	313.531	A.	0 fr. 60 de 1 à 300 V.; 0 fr. 50, de 301 à 500; 0 fr. 40, de 500 et au-dessus.	0 fr 30 à 0 fr. 60 p. k. Suivant distance de 2 à 12 k., et au-dessus.	0 30 à 0 60 comme ci-contre	Méd.
Aveyron........	15.910	382.074	Tous.	0 80	»	»	Dép.
Bouches-du-Rhône.	5.000	734.347	P.	20 fr. p. séance tout compris.	A Marseille, 5 fr. par séance jusqu'à 50, au-dessus; 1 fr. par 10 personnes.	»	Id.
Calvados........	10.000	410.178	Nommés par Préfet.	0 fr. 125 d. résidence; 0 fr. 50 en dehors de résidence.	Tout compris.	»	Id.
Cantal..........	»	230.511	P.	5 à 10 fr. par séance.	1 fr. par kil. aller.	1 fr. p. k. aller.	Méd.
Charente.......	»	350.305	P.	0 fr. 60 par V.	0 fr. 30 par R.	»	Dép.
Charente-Infér...	»	452.149	Médecins des commiss. sanitaires. 73 circonscriptions	0 fr. 50 tout compris.	»	»	Id.
Cher...........	11.000	345.543	P. et A. et B. Bienfaisance p. ville	0 50	0 fr. 40 p. k. aller et ret.	0 40	Méd.
Corrèze........	3.000	318.422	M. S. F. Nommés p. Préfet.	Indemnité globale par circ.	»	»	Dép.
Corse..........	»	295.589	»	Pas de renseignements.	»	»	»

NOM DU DÉPARTEMENT	Crédit.	Population.	Organisation médicale.	TARIF des Vaccinations.	TARIF du déplacement.	Frais de revision.	Fourniture du Vaccin.
Côte-d'Or........	21.500	361.626	P. 83 circonscriptions.	1 fr. 25 par première V., 1 fr. par RV. obligatoire, 0 fr. 50 par RV. facultative.	»	»	Dép.
Côtes-du-Nord...	21.000	609.349	Nommés p. Préfet.	0 fr. 25 p. V.	»	0 15	Méd.
Creuse..........	5.000	277.831	P.	0 50	0 fr. 80 par kil.	»	Id.
Dordogne.......	14.000	452.951	A.	0 fr. 25 p. V., y compris Rev.	0 fr. 50 par km., non compris le premier et jusqu'à 5 km., 0 fr. 25 au delà.	»	Dép.
Doubs..........	13.000	298.864	A.	Rémunération par commune, variant de 6 à 200 fr. par commune de 100 à 25,000 h.	»	»	Id.
Drôme.........	16.500	297.321	P.	0 fr. 50 par V. ou RV., Rev. comprise.	0 fr. 75 à l'aller, plus indemnité fixe : 3 fr., de 5 à 10 km.; 5 fr. de 10 à 20 km.; 10 fr., de 20 à 30 km.; 15 fr., au delà de 30 km.	»	Id.
Eure...........	18.000	334.781	P.	0 fr. 50 par V.	»	»	Méd.
Eure-et-Loir.....	8.700	275.433	P.	0 fr. 75 p. V. ou RV.	»	»	Id.
Finistère........	14.000	773.014	Nommés p. Préfet.	Rémunération par circonscription; 55 centres de V.; 50 fr. par an et par centre, plus 0 fr. 10 par V.	»	»	Id.
Gard...........	6.000	420.836	Un seul vaccinat.	Rémunération par indemnité départementale, 6,000 fr. tout compris pour un seul vaccinateur.	»	»	Id.
Garonne (Haute-).	9 300	448.481	P.	Rémunération par commune, de 6 à 40 fr. pour population de 200 à 3,001 habit.	»	»	Dép.
Gers...........	10.000	238.448	P.	0 fr. 50 par prem. V.; 0 fr. 40 de 2 à 10; 0 fr. 30 de 10 à 50; 0 fr. 20 au-dessus.	»	»	Id.
Gironde.........	12.000	821.139	Nommés p. Préfet.	Rémunération par séance; 10 fr. par séance tout comp.	»	»	Id.
Hérault.........	»	489.421	A.	Rémunération par séance, 5 à 25 fr. par séance, suivant l'importance de la pop.	»	»	Id.
Ille-et-Vilaine ...	15.000	613.467	P.	20 fr. par centre, en plus 0 fr. 10 p. V.	»	»	Id.
Indre..........	10.000	288.788	Tous.	0 fr. 30 p. V. ou RV.	1 fr. à l'aller.	»	Id.
Indre-et-Loire ...	»	335.548	P.	0 fr. 50 par V. d. résidence, jusqu'à 50; 0 fr. 25 au-des.	5 fr. pour 2 séances.	»	Id.
Isère..........	17.500	368.693	A.	Rémunération par habitant, 0,03 1/2 par habitant de comm. de plaine; 0,05 1/2 dans montagne.	»	»	Id.
Jura...........	10.600	261.288	Nommés p. Préfet.	0 fr. 50 par V.	0 fr. 50 en plaine; 0 fr. 75 en montagne, aller.	»	Id.
Landes.........	»	291.586	Nommés p. Préfet.	Rémunération par séance; 0 fr. par séance de V.	0 fr. 50 à l'aller,	4 fr. p. séance.	Id.
Loir-et-Cher.....	6.500	275.538	Nommés p. Préfet.	0 fr. 50 par V.	»	»	Id.
Loire...........	6.500	647.633	Nommés p. Préfet.	0 fr. 50 par V.	»	»	Id.

NOM DU DÉPARTEMENT	Crédit.	Population.	Organisation médicale.	TARIF des Vaccinations.	TARIF du déplacement	Frais de revision.	Fourniture du Vaccin.
Loire (Haute-)...	»	314.058	Tous.	0 fr. 50 les 50 premières, 0,30 les suivantes.	0,50 aller et retour	»	Dép.
Loire-Inférieure .	15.000	664.971	Nommés par Préfet.	0 50	»	»	Id.
Loiret	»	366.660	Id.	1 fr. pr personne.	0 fr. 50 aller.	0 25	Id.
Lot.............	2.900	226.720	Id.	100 fr. pr canton.	Tout compris.	»	Méd.
Lot-et-Garonne ..	»	278.740	»	Pas de renseignements.	»	»	»
Lozère..........	6.300	128.866	Nommés par Préfet.	0 fr. 75 par V.	Tout compris.	»	Méd.
Maine-et-Loire...	33.000	514.658	Tous.	0 fr. 50 par V.	0,50 à l'aller à parur du 3 kil.	»	Dép.
Manche..........	»	491.372	A.	0,50 p. V., tout compris	»	»	Id.
Marne	12.000	432.882	Tous.	0 fr 40 par V.	0 fr. 50 aller.	»	Id.
Marne (Haute-) ..	12.000	226.455	Nommés par Préfet.	0 fr. 50 par V.	»	»	Id.
Mayenne........	2.000	313.103	Id.	0,75 par V., 0,50 pour ag.-f.	»	»	Méd.
Meurthe-et-Moselle .	17.300	484.722	A.	0,50 par V.	»	5 fr. à 20 fr. pr commune de 500 à 5,000 habitants et au-dessus.	Dép.
Meuse	10.000	283.480	Nommés par Préfet.	1 fr. par V. jusqu'à 20, 0,01 au-dessus.	»	»	Id.
Morbihan	3.650	563.468	Id.	0,25 p. V.	0 fr. 75 aller.	0 15	Id.
Nièvre..........	9.000	323 783	Id.	Rémunération par vacation : 6 fr. par trois heures ; 12 fr. par 1/2 journée ; 24 fr. par journce entière, quatre vacations.	0,10 par k., par voie ferrée ; 0,20 par voie de terre.	»	Id.
Nord	56.000	1.866.994	A.	Rémunération par habitant : 3 fr. par 100 habitants.	»	»	Id.
Oise	9.800	407.808	P.	Rémunération par indemnité departementale : 6,000 fr. à répartir.	»	»	Id.
Orne...........	»	326.952	Tous.	0,75 par V.	0 fr. 50 aller.	3 fr. par séance.	Méd.
Pas-de-Calais....	9.000	955.391	A.	Rémunération par commune : 5 à 100 fr. suivant importance.	0 fr. 50 pr k. aller.	»	Dép.
Puy-de-Dôme.,...	5.000	544.194	P.	Rémunération par indemnité departementale : 5,000 fr. à partager.	»	»	Id.
Pyrénées (Basses-) .	9.000	426.347	Nommés.	0,40 par V. dans commune de 2,500 habitants, 0,30 par V. dans commune au-dess.	0 fr. 25 all. et ret.	»	Id.
Pyrénées (Hautes-) .	»	215.546	Nommés.	0,25 tout compris	»	»	Id.

NOM DU DÉPARTEMENT	Crédit.	Population.	Organisation médicale.	TARIF des Vaccinations.	TARIF du déplacement	Frais de revision.	Fourniture du Vaccin.
Pyrénées-Orientales.	»	212.121	Nommés.	0,20 tout compris	»	»	Dép.
Rhône	8.600	843.179	Nommés.	Rémunération p^r circonscription, indemnité annuelle fixée par commission proportionnelle au nombre de V.	»	»	Id.
Saône (Haute-)	»	266.605	Nommés.	0,50 p. V. et RV.	0 fr. 30 all. et ret. p. rev.	»	Méd.
Saône-et-Loire	»	620.360	A.	0,40 p. V. et RV.	»	»	Dép.
Sarthe	15.000	422.699	A. et P.	0,50 par V.	»	»	Méd.
Savoie	17.000	254.781	Nommés.	1 fr. p. V. et RV.	»	»	Dép.
Savoie (Haute-)	7.000	263.803	Nommés.	Rémunération par commune 15 fr. pour deux séances.	0 fr. 50 all. et ret.	1 fr. 50 p. séance	Id.
Seine-Inférieure.	25.000	853.883	Nommés.	0,30 par V. de résidence, 0,50 par V. en dehors de résidence.	0 fr. 20 p. all. en dehors	»	Id.
Seine-et-Marne	20.000	358.325	P.	1 fr. p. V.	»	»	Id.
Seine-et-Oise	18.000	707.325	A.	1 fr. p. V.	»	»	Méd.
Sèvres (Deux-)	8.500	342.474	Nommés.	0 40	»	»	Dép.
Somme	35.000	537.848	A.	1 franc.	»	»	Id.
Tarn	1.470	330.533	Nommés.	0,60 p. V.	»	»	Méd.
Tarn-et-Garonne.	»	195.669	Nommés.	Rémunération p^r circonscription : 200 fr. par p^r V.	»	»	Dép.
Var	»	326.384	Nommés.	Rémunération par série d'opération : 5 fr. p^r 20 opér.; 10 fr. de 20 à 40 opér.; 15 fr. de 40 à 60 opér.; 20 fr. au dessus.	0 fr. 35 aller et retour.	5 fr. par séance jusqu'à 50, 10 fr. au dessus de 50.	Id.
Vaucluse	9.300	236.949	P.	0 50	0 fr. 25 aller et retour.	»	Méd.
Vendée	5.500	441.511	Nommés.	Rémunération p^r séance : 6 fr.	0 fr. 20 p. voie ferrée, 0 fr. 40 par voie de terre.	»	Dép.
Vienne	10.000	336.343	Nommés.	0 40	»	»	Id.
Vienne (Haute-)	6.500	381.753	Nommés.	0 20	»	»	Id.
Vosges	10.000	421.104	Nommés.	0 60	1 fr. aller.	»	Id.
Yonne	10.000	321.062	P.	1 fr. 50 p. V.	»	10 fr. par séance en dehors de la résidence.	Id.
Territoire de Belfort	»	93.304	»	»	»	»	»

RÉCAPITULATION

Sur les 83 départements dont nous avons recueilli les renseignements relatifs à cette organisation :

20 départements ont confié le service de la vaccine aux médecins de la protection des enfants du premier âge ;

13 aux médecins de l'Assistance médicale gratuite ;

3 indifféremment aux médecins de l'Assistance et de la Protection ;

8 départements à tous les médecins ;

1 seul département à un seul médecin ;

38 à des médecins spéciaux nommés par le préfet.

Pour ce qui est du *mode de rémunération* des médecins vaccinateurs :

26 départements ont adopté le système de l'*abonnement* ou du *forfait* ;

57 celui du *tarif.*

Parmi les 26 départements qui paient à l'abonnement ou à forfait :

6 accordent des rémunérations suivant l'*importance des circonscriptions* ;

3 donnent tant par *tête d'habitant ;*
6   —   par *commune ;*
7   —   par *séance ;*
3   —   par *série d'opérations ;*
1   —   par *vacation.*

27 départements seulement accordent une *indemnité kilométrique* aux médecins vaccinateurs.

Sur ces 27, 15 ne donnent d'indemnité qu'*à l'aller ;* dans les 12 autres, l'indemnité est payée tant *à l'aller* qu'*au retour.*

Enfin, 11 départements seulement accordent des *frais de revaccination,* de *révision* ou de *certificat.* Tous les autres comprennent ces frais dans le prix des premières vaccinations.

CHAPITRE IV

Critique de la Loi du 15 février 1902.

La vaccination, de tout temps, a essuyé de sérieuses attaques de la part de ses adversaires.

La Ligue anti-vaccinatrice, qui a aujourd'hui des partisans un peu partout, continue son œuvre, forte de la suppression de l'obligation en Angleterre et dans quelques cantons suisses.

En France, il n'existe pas, à notre connaissance, de Ligue anti-vaccinatrice.

Les détracteurs de la vaccine sont nombreux, cependant, et nous regrettons de trouver à leur tête des médecins qui font tout leur possible pour la combattre aux yeux de la population.

Et depuis que la loi est votée, quels arguments n'a-t-on pas mis en avant pour la déprécier ?

C'est tout d'abord contre le principe lui-même

de la loi, contre l'obligation vaccinale, qu'un grand nombre de voix se sont élevées.

La vaccination ne sert à rien, disent les uns, elle ne protège pas contre la variole; les revaccinations sont bien inutiles. La variole déplace la mortalité, disent les autres; la vaccination est la cause de nombreuses maladies, elle sert de coup de fouet dans tous les états pathologiques latents. Du reste, il est insensé d'imposer une loi semblable; c'est une atteinte à la liberté individuelle.

Nous passerons rapidement en revue chacun de ces arguments, et nous n'aurons pas beaucoup de peine à les détruire.

I. — La vaccination ne protège pas de la variole.

Comment se fait-il alors que, dans les pays comme l'Allemagne, la Suède et le Danemark, où la vaccination est bien développée, on ne constate presque plus de décès par variole, alors qu'en Russie et en Espagne ils sont innombrables?

En Angleterre, la loi de 1898 permet de refuser la vaccination; en 1901, il y avait encore 15 p. 100 des enfants non vaccinés, et même dans certains comtés jusqu'à 50 p. 100.

Résultat : en dix ans, sur une population de 32 millions et demi, 6,761 décès par variole.

En Allemagne, dans le même laps de temps, sur 56 millions et demi d'habitants, 15 morts.

A Zurich, en 1883, le peuple vote le retrait de la loi sur l'obligation vaccinale.

Aussitôt, alors qu'en 1882 on ne comptait aucun décès par variole sur 1,000 décès généraux, en 1884, on enregistre 12 décès ; en 1885, 56 décès ; en 1886, 85 décès.

A Leicester, le centre des Ligues anti-vaccinatrices, en 1892 et 1893, on compte 501 et 729 décès par variole.

Si nous consultons, d'ailleurs, les statistiques de l'armée française, où la vaccination est obligatoire, nous voyons que la variole est à peine mentionnée.

Au contraire, nombreux sont les ravages que fait cette maladie aux colonies, où la vaccination n'est pas très répandue.

On aurait pu dire : la vaccination ne protège pas indéfiniment de la variole, et la revaccination est nécessaire. Tout le monde sait, en effet, que l'immunité par la vaccine n'est que temporaire.

On ne peut donc pas mettre en doute le rôle bienfaisant de la vaccination et de la revaccination.

Ce n'est pas par millions, mais par milliards qu'il faut compter, depuis Jenner, le nombre des êtres humains que la vaccine a soustraits aux ravages d'un mal pire que la peste, puisque ce mal

tue comme elle, et supprime la beauté des traits
de ceux qu'elle ne couche pas dans la tombe.

II. — La vaccination déplace la mortalité et augmente la mortalité générale.

Si nous jetons un coup d'œil sur les tables de
la mortalité des divers pays où l'obligation vaccinale existe depuis longtemps, on peut se convain-
cre que la mortalité générale, loin d'augmenter,
a, au contraire, diminué.

C'est ainsi qu'en Suède, alors que, de 1774 à
1801, avant la vaccine, la mortalité était de 197,3
pour 200,000 habitants; après l'introduction de
cette dernière, elle tomba à 55,6, et depuis l'obligation, elle a diminué de plus en plus pour attein-
dre actuellement le chiffre de 0,5.

De même, en Angleterre, la mortalité générale
qui, lorsque la vaccination était obligatoire, était
de 498,827 décès en 1894, s'élève après 1898,
date à laquelle la vaccination devient libre, à
587,830, et augmente tous les ans.

III. — L'isolement et la désinfection suffisent à l'extinction de la variole !

Nous ne nierons pas l'importance de l'isolement et de la désinfection. Ils ont, en effet, une

grande valeur en temps d'épidémie, mais il faut reconnaître que ces modes de préservation présentent des difficultés énormes et, qu'en aucun cas, ils ne peuvent être faits complètement. Ils ne peuvent que venir en aide à la vaccine dont le rôle bienfaisant et immunisant leur est bien supérieur.

En ville, et dans la clientèle civile, l'isolement est impossible; le médecin qui soigne le malade étant toujours en rapport avec le monde extérieur.

En outre qu'il est impuissant à combattre d'une façon efficace une épidémie, l'isolement est encore mauvais, car, en réunissant des varioleux dans une salle d'hôpital, on crée un foyer très dense où s'accumulent tous les germes, et qui pourra infecter une ville entière pendant plusieurs années.

L'obligation de l'isolement, d'autre part, n'est-elle pas la plus sérieuse atteinte à la liberté individuelle que les anti-vaccinateurs réclament avec tant de jactance? Ne pourra-t-on plus mourir chez soi entouré des siens?

Il est singulier qu'on admette l'isolement et la désinfection obligatoire et qu'on s'obstine à considérer comme un attentat à la liberté l'application d'un vaccin que l'on sait et reconnaît innocent.

6

IV. — En inoculant la vaccine, on inocule d'autres maladies.

Cet argument a été mis en avant depuis longtemps, et toutes les maladies possibles ont été,
tour à tour, signalées comme pouvant être provo-
quées par la vaccine.

Les deux principales sont la syphilis et la tuberculose.

Il est incontestable que la syphilis peut être
inoculée par la vaccine jennérienne. Des obser-
vations en quantité, depuis plus de quarante ans,
signalent de véritables épidémies de syphilis dé-
veloppées de cette façon; la question, aujourd'hui,
est bien simplifiée grâce à l'emploi du vaccin
animal. La syphilis, en effet, ne prend pas sur les
bovidés.

Quant à la tuberculose, la question est plus sérieuse et demande plus de discussion.

Les anti-vaccinateurs ont affirmé que la vaccine
était une des causes prédisposantes de la tuberculose (Grasset).

Les travaux de Strauss et de Mayer, ceux de
Chauveau et Josserand concluent à la non trans-
mission de la tuberculose par le vaccin; ils
n'ont jamais découvert, en effet, le bacille de
Koch dans la lymphe vaccinale des tuberculeux

avancés et n'ont jamais pu tuberculiser des animaux en leur inoculant cette même lymphe.

Sans doute, la tuberculose bovine devient de plus en plus fréquente en France; mais on la rencontre rarement chez les jeunes veaux dont on se sert pour la vaccination.

Du reste, la nouvelle loi prescrit l'autopsie des vaccinifères dans les Instituts vaccinogènes en vue de prévenir précisément la dissémination de la tuberculose par le vaccin animal, qui est aussi irréprochable au point de vue bactériologique.

Si la vaccine n'est pas une cause prédisposante de tuberculose, il est bien prouvé aujourd'hui que la variole en est une sérieuse.

Le Professeur Landousy démontra, en 1888, cette prédisposition à la bacillose des anciens varioleux.

Sur 300 individus qu'il a étudiés, porteurs de cicatrices de variole ; il n'y en a que 11 qui ne soient pas tuberculeux ; il a constaté que plus la variole avait été grave et l'économie profondément modifiée, plus la tuberculose s'était développée rapidement; en outre, que plus le début de la tuberculose était précoce, plus ses formes en étaient graves.

Devra-t-on maintenant s'élever contre le principe de l'obligation vaccinale quand on sait que la variole, non contente de décimer ceux qu'elle

frappe, de les rendre aveugles, défigurés ou infir-
mes, en fait de futurs tuberculeux qui seront plus
tard un véritable danger pour la société.

Il faut reconnaître cependant que la vaccination
a donné lieu parfois à des accidents de diverses
natures : lymphangites, adénites, phlegmons,
suppurations secondaires, érysipèles, pemphigos,
impetigos, etc.

Parmi ces complications septiques, les unes
peuvent venir du fait de l'opération ; il est facile
de les éviter depuis la pratique courante de
l'asepsie.

La plupart tiennent surtout de l'état morbide
de la peau du vacciné ; elles peuvent être préve-
nues par le simple lavage des bras au savon.

On ne saurait attribuer les accidents à la mau-
vaise qualité du vaccin ; celui qui est fourni par
nos Instituts vaccinogènes est irréprochable à
tous les points de vue.

V. — L'obligation est une atteinte à la liberté individuelle.

Est-ce bien une atteinte à la liberté individuelle
que de vouloir, dans une société, par le fait de
l'obligation d'une institution, épargner, chaque
année, des centaines de vies humaines sans porter préjudice à personne ?

La liberté individuelle ? L'État, il nous semble, la viole tous les jours !

Qu'est-ce, en effet, que le service militaire obligatoire de vingt à cinquante ans avec les périodes des classes de réserve, si ce n'est un attentat à la liberté individuelle, pour la défense du pays auquel nous appartenons ?

Qu'est-ce que l'instruction laïque et obligatoire jusqu'à 13 ans, si ce n'est un attentat à l'autorité souveraine du père de famille, pour le plus grand bien de ses enfants ? La déclaration des naissances, la loi Roussel sur la protection de l'enfance, la loi sur le travail des femmes et des enfants, ne sont-ce pas des violations de la liberté du père de famille ? Et nul n'essaie pourtant d'enfreindre ces lois, les conséquences de cette infraction devant être trop graves.

Qu'est-ce encore que les impôts et les contributions de toute nature ; qu'est-ce que l'expropriation pour cause d'utilité publique, si ce n'est autant d'atteintes graves portées, soit à la liberté individuelle, soit au droit sacré de propriété, dans l'intérêt du plus grand nombre ? Et cependant, tout citoyen est obligé de s'y soumettre.

En ce qui concerne la santé publique, il existe des institutions bien plus sévères encore que la vaccination.

La déclaration des professions insalubres, les visites sanitaires à bord des navires, les quarantaines obligatoires pour les passagers dans le cas de maladies, sont autant d'atteintes à la liberté individuelle.

L'obligation vaccinale est donc rationnelle, parce que :

Elle est sans danger ; elle est efficace ; les autres moyens, tels que la désinfection et l'isolement du varioleux, ne peuvent la remplacer, et on ne peut lui opposer le principe de la liberté individuelle.

Ce n'est pas tant contre le principe de la loi, excellent en lui-même, qu'on a formulé les critiques les plus sévères ; c'est surtout son application qui a suscité des protestations violentes et des plus justifiées, d'ailleurs, du corps médical.

De cette loi, dont on pouvait escompter à bon droit les bénéfices, on n'aperçoit maintenant là où elle fonctionne que les nombreux défauts. Elle semble se retourner, pour ainsi dire, contre ceux qu'elle devait protéger, les citoyens, en même temps qu'elle désarme ses auxiliaires les plus précieux, les médecins.

La faute en est à nos législateurs, qui ont abandonné le soin de faire appliquer la loi sur la vaccination aux administrations préfectorales.

Dès lors, tous ces petits monstres, qui s'appellent favoritisme, fonctionnarisme, injustice, *invidia medicorum,* et d'autres, ont surgi, s'acharnant après une proie errante et meurtrie, mais toujours pleine de révolte, la liberté, et essayant de l'étouffer.

En réalité, l'organisation départementale du service de la vaccine est bien défectueuse.

Personnel du service. — Tout d'abord, pour ce qui regarde le personnel de ce service, presque tous les préfets, usant du droit que leur confère le décret du 27 juillet 1903, ont désigné comme vaccinateurs une partie seulement des médecins exerçant dans leurs départements. Pourquoi cette sélection ? Est-ce pour insuffisance de savoir ou pour tout autre fâcheux motif que tel ou tel Docteur est laissé à l'écart ? C'est ce que se demande le public, peu au courant des usages administratifs ; et cette exclusion, en même temps qu'elle peut paraître blessante pour le médecin, peut avoir pour lui des inconvénients assez sérieux.

MM. les Préfets oublient que les médecins qu'ils récusent ont fait les mêmes études, ont appris les mêmes méthodes d'opérer et obtenu les mêmes droits pour l'exercice de leur profession, et, qu'à l'égal de leurs préférés, ils soldent leurs impôts et leur patente, remplissent au même degré toutes les charges civiles et professionnelles, et que, rendant les mêmes services à la société et à l'Etat, ils doivent participer aux mêmes avantages.

En outre qu'elle déconsidère les médecins, la

limitation du nombre des vaccinateurs prive les indigents du libre choix de l'opérateur ; cette liberté est pourtant inscrite dans la circulaire du 7 août 1903 : « La réglementation nouvelle laisse les intéressés absolument libres du choix des opérateurs et du moment le plus favorable dans la limite des époques correspondantes aux trois périodes. »

La possibilité pour l'indigent de refuser les soins d'un médecin qui n'a pas sa confiance est, du reste, un droit naturel intangible que la Déclaration des droits de l'homme et toutes les constitutions qui en dérivent mettent au-dessus de toute discussion et même de toute mesure restrictive du législateur. C'est un de ces droits « nés » avec nous *(nata lex)* ineffaçables, dont la garantie est l'objet même de la République.

Les Chambres ont reconnu solennellement ce droit et l'ont imposé dans la nouvelle loi sur les accidents.

Imposer un médecin à un malade, c'est lui refuser, comme le disait si bien M. Brouardel, ce médicament merveilleux, parfois unique, qui s'appelle la confiance.

La plupart des chefs mutualistes acceptent ce droit pour leurs adhérents ; il est au moins bizarre que le vote d'un Conseil général républicain refuse à un certain nombre de pauvres le droit de confiance que possède le riche, parce qu'il peut payer son médecin.

On accuse MM. les Préfets d'avoir voulu, en monopolisant, pour un nombre restreint de médecins, le service des vaccinations, favoriser des amis politiques.

Nous sommes persuadés que l'ingérence politique de ces fonctionnaires ne va pas jusque-là ; disons tout de même que ce soupçon ne les aurait même pas effleurés s'ils avaient confié à tous les médecins de leur département, qui auraient voulu les accepter avec leurs charges et leurs émoluments, les fonctions de médecins vaccinateurs et créé, pour chacun d'eux, une circonscription. Ils auraient ainsi évité beaucoup de conflits à ces confrères.

Beaucoup de préfets, pour ne pas dire tous, laissent le soin des vaccinations aux médecins et aux sages-femmes indifféremment.

Sans parti-pris aucun et sans vouloir suspecter le moins du monde la capacité et le talent des sages-femmes, nous estimons que la vaccination, entre leurs mains, est souvent une cause de déroute et de désaccord.

La vaccination, c'est entendu, n'est pas un acte médical de la plus grande difficulté. Mais encore faut il avoir à son sujet des connaissances spéciales.

Dans le cas de contre-indication formelle, par

exemple, la sage-femme peut-elle le diagnostiquer avec toute la compétence du médecin? Peut-elle assumer la responsabilité des complications de la vaccine? En présence de la variole, quelle attitude prendra-t-elle?

Ce serait, nous croyons, relever tout le prestige de la vaccination que de la laisser, comme en Allemagne, exclusivement entre les mains du médecin; tout au moins pourrait-on placer les sages-femmes autorisées à vacciner sous le contrôle du médecin qui, seul, aurait le droit de signer le certificat.

Circonscriptions vaccinales. — En restreignant le nombre des vaccinateurs, on est forcé d'établir des circonscriptions très étendues, ce qui rend le service beaucoup plus difficile et beaucoup plus pénible.

Il y a, en effet, des circonscriptions qui comptent jusqu'à 22,000 habitants, qui comprennent des cantons entiers et jusqu'à seize ou dix-huit communes.

Il est matériellement impossible aux médecins, chargés de ces circonscriptions, de faire, dans les règles voulues, les quatre séances obligatoires.

Si tous les médecins étaient admis comme médecin vaccinateur, on pourrait modifier, heureusement, les circonscriptions vaccinales ; l'application de la loi serait plus facile et mieux faite. Nous ajoutons même que l'augmentation du nombre de ces circonscriptions entraînerait une grande économie pour les départements qui accordent une indemnité kilométrique ; celle-ci serait, de ce chef, diminuée.

Une autre modification que nous voudrions voir apporter au service des vaccinations, c'est celle qui a trait à l'augmentation des honoraires des médecins vaccinateurs.

Rémunération des vaccinateurs. — La rémunération qui leur est accordée, en ce moment, dans la grande majorité des départements, soit comme honoraire des opérations, soit comme indemnité kilométrique, est par trop insuffisante. Nous l'avons vu, dans le chapitre précédent, beaucoup de ces honoraires sont très variables ; quelques-uns même sont dérisoires, et l'on se demande comment ils ont pu être offerts et acceptés.

Le corps médical a vivement protesté un peu partout, et il a eu raison ; il veut que le traitement du médecin vaccinateur soit la juste rémunération de ses services et non un simple appui moral et une sorte d'encouragement, comme le dit si bien, à ce sujet, un préfet, dans un de ses arrêtés.

Nous ne croyons pas qu'au point de vue des

honoraires, il puisse être établi un tarif uniforme pour tous les départements. Il y a là une situation particulière qui doit être traitée de gré à gré entre les médecins de chaque département et les administrations préfectorales.

Gratuité des séances de vaccination et de revaccination. — La vaccination étant obligatoire, l'Etat doit en assurer le service; les séances de vaccination faites par les vaccinateurs officiels doivent donc être gratuites.

Ici, tout le monde n'est pas d'accord; les uns veulent que les indigents seuls soient admis aux séances de vaccination gratuite; les autres réclament la gratuité pour tout le monde.

Nous allons essayer de discuter ces deux opinions.

Qu'est-ce qui légitime, en effet, une obligation? L'intérêt public. Qu'est-ce qui légitime la gratuité? Ou bien une considération générale : l'impossibilité de faire exécuter la loi autrement; ou bien des considérations spéciales à chaque cas particulier.

Il semble donc, disent les adversaires de la gratuité, qu'il n'y ait aucun lien logique nécessaire entre l'idée d'obligation et celle de la gratuité, et ils donnent des exemples à l'appui de leur thèse.

Les règlements sanitaires, en effet, imposent

aux propriétaires certaines obligations plus oné-
reuses que la vaccination : dimensions des pièces,
installation de fosses d'aisance convenables, etc.,
et pourtant, jamais, dans ces cas-là, l'autorité administrative, n'intervient pour exécuter,
elle ne fait que contrôler.

L'Etat, en vue de la sécurité publique, impose
pour les véhicules de toutes sortes, les appareils
d'éclairage et avertisseurs ; mais il ne fournit pas
gracieusement ces appareils, il sortirait alors de
ses attributions légitimes qui se bornent au contrôle.

L'Etat a le droit d'obliger les citoyens à se
faire vacciner parce que la négligence ou la mau-
vaise volonté de certains peut créer des foyers
d'infection dangereux pour leurs concitoyens.
Mais, comme tous les médecins sont aptes à pratiquer cette petite opération, il n'y a pas lieu de
créer des vaccinateurs officiels.

Il suffit de constater officiellement que la vaccination a bien été effectuée, la gratuité étant
réservée aux indigents.

Une raison pourrait peut-être justifier la gratuité : c'est l'impossibilité de faire exécuter la loi
autrement.

Nous avouons que si ce n'est pas là le seul
moyen de faire accepter la vaccination, il y con-
tribuera puissamment.

Du reste, la circulaire ministérielle, en date du

7 août 1903, est formelle à ce sujet : « En rendant la vaccination obligatoire, la loi n'a nullement voulu la rendre exclusivement tributaire de
l'autorité publique. C'est seulement à défaut de
l'initiative individuelle que l'administration a le
devoir de procurer gratuitement et périodiquement aux familles, les ressources nécessaires à
ces opérations », et plus loin : « Les séances gratuites seront largement ouvertes aux intéressés. »

L'Etat a donc pris une mesure fort sage et fort
utile en organisant des séances de vaccinations
gratuites, tout en laissant la liberté de recourir à
un médecin ordinaire, au choix de l'intéressé.
Tels sont les principaux défauts que présente la
nouvelle loi sur la vaccination. La vaccination
en France manque d'unité dans son organisation
et de contrôle dans son application.

La loi sur la vaccination obligatoire est sans
doute inscrite dans le Code, mais gardons-nous
de toute illusion; la persistance de l'endémo-épi-
démie, dans les agglomérations, témoigne com-
bien il nous reste encore à faire pour arriver à
sa rigoureuse application, c'est-à-dire à l'extinction d'une maladie à la fois redoutable et répu-
gnante, parce qu'elle défigure ceux qu'elle ne
couche pas dans la tombe. La petite vérole est
une maladie honteuse, plus que son homonyme,
parce qu'elle est plus facilement évitable pour
l'individu et les collectivités; elle est une tache

dans une société cultivée ; les nègres du Dahomey
et du Soudan, eux-mêmes, se défendent contre
elle et, faute de vaccin, la combattent par elle-
même.

En général, une loi est la consécration d'un
état de choses qui existe déjà dans les mœurs et
les habitudes sociales. Exceptionnellement, la
loi vaccinale a devancé le sentiment public.
Elle s'est butée à une population, non pas précisément réfractaire, mais ignorante, indifférente
et apathique.

Et ce public se dérobe d'autant plus volontiers
aux inoculations, qu'il n'en saisit pas la portée.
S'il pouvait voir cependant un de ces malheureux
atteint de variole confluente, et arrivé à la pé-
riode de suppuration, nous croyons bien qu'il ne
se plaindrait pas des exigences de la loi sanitaire.

Les narines du malade sont obstruées par des
croûtes jaunâtres ; les lèvres sont sèches et san-
guinolentes ; la tête tuméfiée, surtout les oreilles,
les paupières et l'angle des mâchoires ; le malade
ne peut ouvrir les yeux, il tourne, larmoie, salive ;
il répand une odeur infecte ; ce n'est plus qu'une
loque sanieuse, dégoûtante ; on ne sait même si
les sentiments de famille y résistent.....

N'est-il donc pas plus simple de se soumettre à
la vaccination qui garantit contre de telles hor-
reurs ?

Il faut reconnaître cependant que le public accepte volontiers sans trop de difficultés la première vaccination. Ce sont les revaccinations auxquelles il est le plus réfractaire.

Beaucoup de sujets avouent qu'ils y renoncent, parce qu'ils sont convaincus qu'elle n'a aucune action sur eux. « J'ai été revacciné plusieurs fois, disent-ils, et jamais cela n'a pris. »

Erreur grossière contre laquelle on ne saurait trop réagir.

L'éruption revaccinale est bien différente de la pustule primo-vaccinale, et ce n'est que par exception que les pustules classiques des enfants se développent à la suite des revaccinations.

M. Kelsch croit que l'inoculation vaccinale est ou peut être efficace, même si elle ne provoque pas de pustule franche ou seulement abortive ; pratiquée avec soin et avec un vaccin fort, elle prend toujours, si la réceptivité est en décroissance.

Que faire pour triompher de l'attitude indifférente des masses à l'égard de la vaccine ?

Refuser l'accès des écoles et des fonctions publiques à tous ceux qui ne sont point en règle avec la vaccine est sans doute de bonne guerre. Mais les citoyens qui ne briguent aucune fonction rétribuée par l'Etat, et les femmes, pourront braver impunément la loi.

A vrai dire, il n'y a qu'un stimulant capable de

venir à bout de cette indifférence : c'est la crainte
d'une épidémie ; nous en avons un exemple frap-
pant aujourd'hui à Toulouse, où règne en ce moment une épidémie de variole. Les couloirs et les
abords des locaux où l'on vaccine sont bondés
d'une foule compacte, impatiente de prendre
contact avec la lancette : hommes, femmes, enfants, vieillards, se bousculent à la porte des
médecins vaccinateurs, à tel point que la police
est obligée de tempérer ces impatiences gênantes.

Ce n'est point sous l'impulsion de la terreur que
nous voudrions voir les populations répondre aux
appels du vaccinateur. Ce sont les conseils de la
raison, le sentiment de la solidarité humaine, autant que celui de la conservation personnelle, qui
devraient les mettre à la merci de la lancette.

Nous voudrions que la conscience du peuple
se pénètre de cette vérité, que le varioleux est un
danger, non seulement pour les siens, mais aussi
pour la maison qu'il habite, pour le quartier ou le
village où il réside.

Mais la loi n'a pas seulement à lutter contre
l'ignorance, le préjugé ou l'apathie du public ;
elle est tenue en échec par d'autres facteurs dont
il serait plus facile de triompher que des résis-
tances que lui oppose la force d'inertie.

Ici, c'est l'indifférence des maires qui assistent
impassibles à la naissance et à l'extension d'une
épidémie de variole, qui, sollicités par le médecin

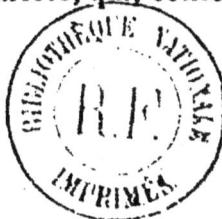

7

vaccinateur de réunir les habitants en vue de les soumettre à l'inoculation, se dérobent à ce devoir, si bien que le praticien ne trouve personne, le jour où il se présente pour remplir le sien; qui, enfin, négligent d'appliquer aux délinquants les sanctions pénales stipulées par l'article 11 du décret du 27 juillet 1903; et tout cela, dans la crainte de s'aliéner les électeurs.

Ailleurs, les familles dissimulent les premiers varioleux; elles se gardent d'appeler aucun médecin dans la crainte que la divulgation de la maladie ne fasse du tort à la commune, etc.

L'autorité centrale déploie, sans doute, les plus généreux efforts pour répandre le bienfait de la vaccine : récompenses, encouragements de toutes sortes, refus d'admission, sans certificat de vaccine, dans les établissements placés sous sa dépendance.

Ce sont surtout les administrations locales qui sont souvent en défaut, et dont le zèle et la vigilance auraient besoin d'être stimulés.

En résumé, il y a encore beaucoup à faire pour arriver à la rigoureuse application de la loi ; le publiciste dans son journal, l'instituteur à l'école, peuvent être, s'ils le veulent bien, des auxiliaires précieux pour la propagation de la vaccine.

Nous avons vu, en effet, ces temps derniers, à l'occasion des épidémies de variole, les résultats auxquels est arrivée la grande presse par son intervention. Force irrésistible, elle a réalisé, avec quelques unités varioliques, ce que ne peuvent faire les milliers d'atteintes de cette fièvre éruptive qui surgissent, chaque année, sur tant de points de notre territoire.

On lit, tous les jours, son journal, on voit rarement son médecin et on ne prend jamais connaissance des écrits plus ou moins techniques que celui-ci consacre à la propagande anti-variolique. Pourquoi la feuille quotidienne ne rappellerait-elle pas à son lecteur, entre la nouvelle sensationnelle du jour et le vulgaire fait-divers, les devoirs que lui crée, dans son propre intérêt et dans celui de la société, l'article 6 de la loi du 15 février 1902 ?

Nous voudrions encore que, chaque année, l'instituteur apprît à ses élèves la nécessité de la vaccination et de la revaccination; qu'il leur fît des leçons sur la vaccination, comme il leur enseigne la morale et l'hygiène élémentaire. Quand, pendant plusieurs années, l'enfant aura reçu des enseignements dont il finira bien par comprendre les bienfaits, il sera convaincu, pour donner l'exemple le jour où il sera père à son tour. Il veillera à ce que tous les siens se soumettent à la loi et combattra même, autour de lui, les hésitations des derniers récalcitrants.

Il est encore un fait que nous ne saurions passer sous silence, parce qu'il est d'une importance capitale pour l'extinction du fléau variolique dans notre pays : c'est l'application de la loi aux étrangers.

Nous savons, en effet, que la variole est souvent apportée en France par les étrangers; la loi ne signale aucune mesure pour se protéger d'une telle contamination, et tandis que nous multiplions nos efforts pour chasser la variole de notre territoire, nous n'en surveillons pas l'entrée dans un but pourtant élémentaire de préservation.

Ne pourrait-on pas établir une entente internationale entre toutes les puissances où l'obligation vaccinale existe aujourd'hui ?

Sans exercer une surveillance vexatoire à toutes les frontières et à tous les ports, on pourrait cependant, lorsqu'une épidémie est signalée dans une nation, organiser un contrôle sérieux de ce côté, et exiger un passe-port sanitaire contre la variole, comme on en exige contre la peste et le choléra. Ne semble-t-il pas que les bateaux qui arrivent chez nous, après une escale dans une ville où la variole sévit ou a sévi (Espagne, Algérie, Tunisie, etc.), devraient ne laisser débarquer leurs équipages et leurs passagers qu'après une revaccination pratiquée en cours de route ou à l'arrivée ?

Les Américains agissent avec cette rigueur à l'égard de tous les émigrants qui veulent débarquer chez eux.

Pourquoi ne soumettrait-on pas encore à la vaccination et à la revaccination obligatoires ces bandes de nomades qui sillonnent notre territoire et qui sont une des principales causes d'épidémies de variole ? La question des Romanichels est encore toute d'actualité.

Ce sont là, semble-t-il, deux articles qu'il faudrait ajouter à la loi pour qu'elle fût vraiment efficace.

D'ici quelque temps, donc, l'article 6 de la loi sur l'hygiène et la santé publique donnera d'excellents résultats, mais, comme on le voit, des modifications et des mesures complémentaires s'imposent.

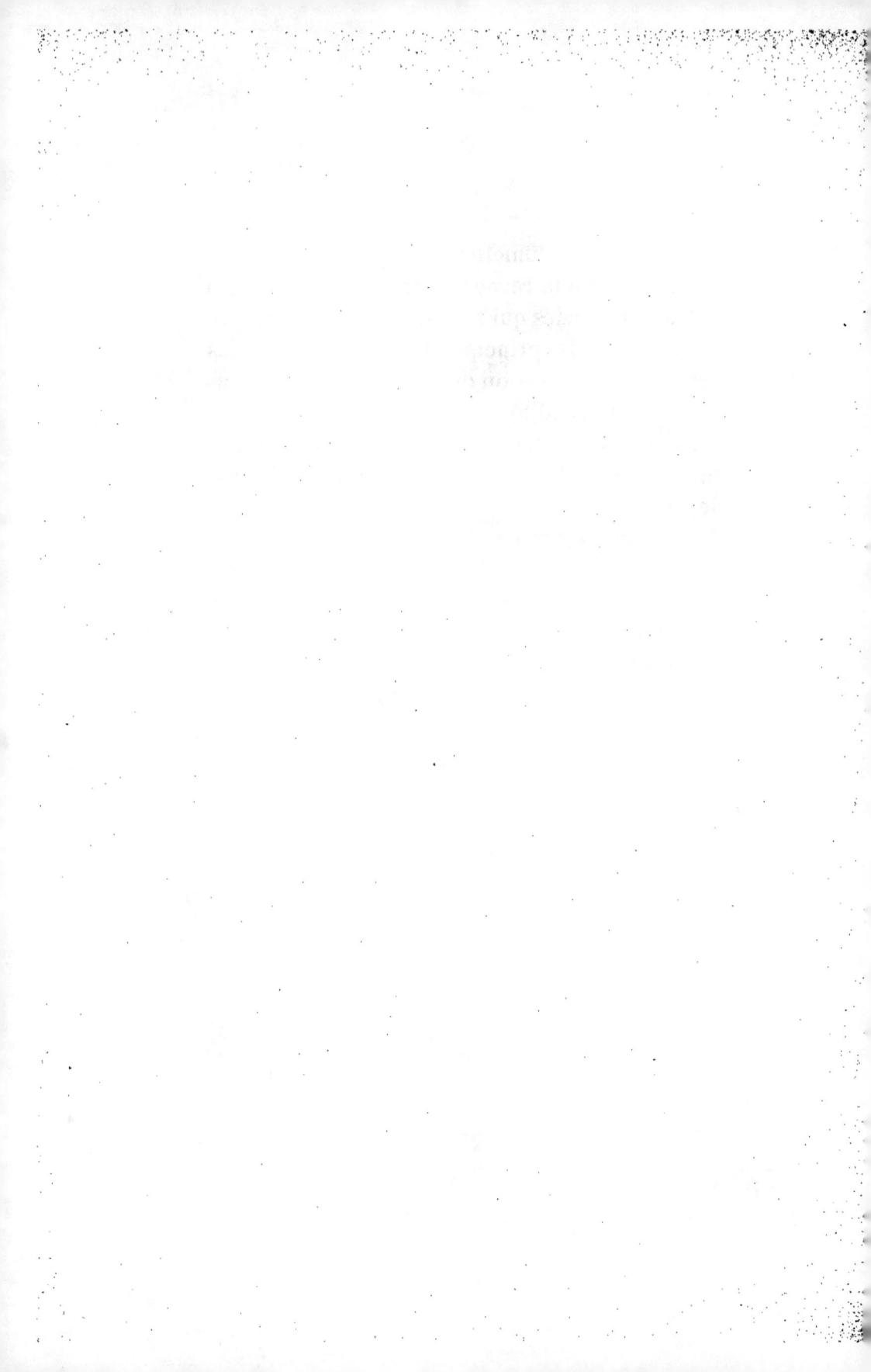

CONCLUSIONS

I. — Avant la loi du 15 février 1902, la vaccination était très répandue en France ; elle était déjà pratiquée dans les écoles, l'armée et les diverses administrations ; un grand nombre de départements possédaient aussi des services de vaccination, mais très insuffisants.

II. — La loi du 15 février 1902 a eu le grand mérite de rendre obligatoire la vaccination et les revaccinations à des âges et des époques déterminés ; elle s'est inspirée pour son application de tous les arrêtés, de toutes les tentatives faites jusqu'à ce jour par les pouvoirs publics.

III. — La nouvelle organisation, réglée par diverses circulaires ministérielles, présente un caractère *essentiellement départemental* ; c'est aux préfets et aux conseils généraux qu'il appartient de nommer les médecins vaccinateurs, d'établir les circonscriptions vaccinales, de fixer les honoraires des vaccinateurs, de pourvoir à la fourniture du vaccin, etc.

IV. — Le principe lui-même de la loi, l'obligation, a soulevé les protestations des anti-vaccinateurs.

Leurs arguments ne méritent pas d'être pris en considération, car la vaccination est efficace ; les exemples de l'armée et des pays étrangers sont là pour montrer que la vaccination préserve de la variole, arrête les épidémies et en atténue la virulence.

Elle est sans danger, car, loin de prédisposer aux maladies, elle a un rôle essentiellement prophylactique. Tout démontre, au contraire, que la variole est l'un des grands facteurs de la morbidité.

En sauvegardant la collectivité, la vaccination ne porte nullement atteinte à la liberté individuelle.

V. — Quant aux protestations qu'a fait entendre
le Corps médical au sujet de la nomination
des médecins vaccinateurs, de leur mode de
rémunération et de la gratuité des séances,
elles sont justifiées et nous demandons :

1° Que tous les médecins soient admis à
participer aux services départementaux de la
vaccination et des revaccinations ;

2° Que des honoraires suffisants leur
soient accordés.

VI. — Enfin, pour compléter la loi du 15 février 1902, nous demandons :

1° Qu'on exige à l'entrée des ports un passe-
port sanitaire contre la variole, comme pour
la peste et le choléra ;

2° Qu'on soumette à la revaccination la
population flottante du territoire : nomades,
forains, ouvriers étrangers, etc., cause fréquente de la propagation de la variole.

Ainsi édifiée, la loi sanitaire sera complète ;
en suivant ces sages prescriptions, les masses pourront attendre la visite de la variole.

La graine répandue, même avec profusion
dans leur sein, ne lèvera point, parce qu'elle

est ensemencée dans un terrain stérilisé, et stérilisé avec d'autant plus de sécurité qu'il l'a été plus lentement et plus méthodique- ment.

BIBLIOGRAPHIE

Académie de Médecine. — Rapports annuels sur les vaccinations.

Antony. — Variole et vaccine (Bulletin médical, 30 janvier 1901).

Borne. — Vaccination et revaccination obligatoires (Thèse de Paris, 1902).

Brouardel. — Vaccination obligatoire et prophylaxie de la variole (Académie de médecine, mars 1891).

Concours médical. — 1904-1907.

Couvert. — Extinction de la variole par la vaccination et la revaccination (Thèse de Paris, 1899).

Davéo. — Prophylaxie de la variole (Thèse de Paris, 1896).

Enquête sur l'organisation du service de la vaccine en France (Ministère de l'Agriculture et du Commerce, 1878).

GOLDSCHMIDT. — Vaccinations et revaccinations obligatoires (Revue de médecine, Paris, 1890).

GRASSET. — Lettre ouverte, sur la vaccination, à M. Waldeck-Rousseau (Evolution médicale, février 1902).

HERVIEUX. — Rapports annuels de l'Académie de médecine.

HERVIEUX. — Communication à l'Académie de médecine, 13 février 1900 et 7 avril 1900.

LAYET. — Traité de vaccine animale.

METZGER. — La vaccination en Allemagne (Thèse de Lyon, 1902).

MONOD. — Variole en Angleterre (Revue d'hygiène, 1893).

PROUST. — Rapport sur la vaccine, 1890.

PROUST. — Conférence d'hygiène, 1891.

RECUEIL des actes administratifs des départements, en 1906.

SAINT-YVES-MÉNARD. — Note sur la revaccination (Société de médecine et de chirurgie pratique, 1898).

SAINT-YVES-MÉNARD et CHAMBON. — Vaccine et vaccination (Revue d'hygiène, avril 1898).

STRAUSS. — La tuberculose est-elle transmissible par le vaccin ? (Société médicale des hôpitaux, 13 février 1885).

Strauss et Filassier. — Loi sur la protection de la santé publique.

Vaillard. — Rapport au Comité technique de santé au sujet de vaccinations et revaccinations dans l'armée (Archives de médecine et de pharmacie militaire, Paris, novembre 1901).

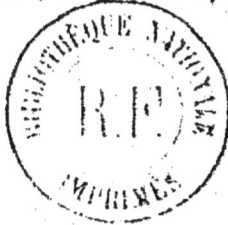

———————

Toulouse. — Imprimerie J. FOURNIER, boulevard Carnot, 62.

———————

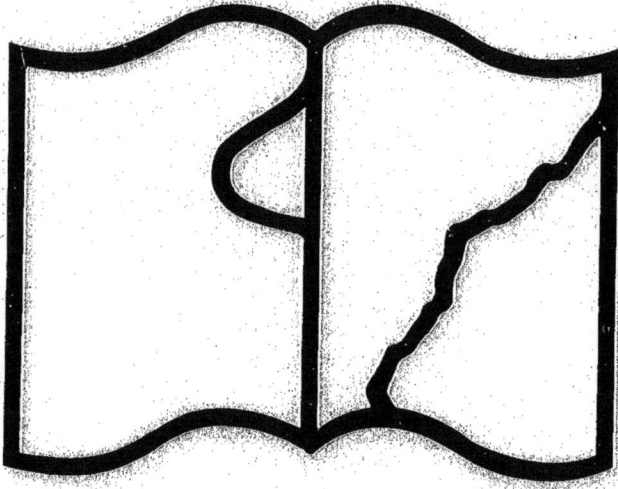

Texte détérioré — reliure défectueuse
NF Z 43-120-11

www.ingramcontent.com/pod-product-compliance
Lightning Source LLC
Chambersburg PA
CBHW071514200326
41519CB00019B/5940